Natürlich gesund
durch
Rooibos-Tee

Marion Zerbst

Natürlich gesund durch Rooibos-Tee

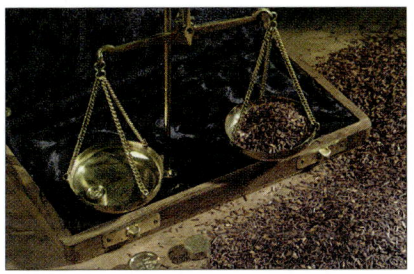

Rezepte von
Kerstin Schreiber

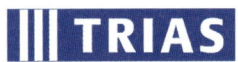

Die Deutsche Bibliothek – CIP-Einheitsaufnahme

Zerbst, Marion:

Natürlich gesund durch Rooibos-Tee : wie Sie mit dem koffeinfreien Rotbusch-Tee aus Südafrika Allergien bekämpfen, Ihren Darm fit halten und Krebs und Herz-Kreislauf-Erkrankungen vorbeugen / Marion Zerbst. Rezepte von Kerstin Schreiber. - Stuttgart : TRIAS, 1999

(TRIAS natürlich gesund)

ISBN 3-89373-534-8

Dieses Buch wurde in der neuen deutschen Rechtschreibung verfasst.
Gedruckt auf chlorfrei gebleichtem Papier

Konzeption und Projektleitung: Werner Waldmann
Redaktion: Elisabeth Meyer zu Stieghorst-Kastrup
Redaktionsassistenz: Karolina Stuhec-Meglic
Korrektur: Karl Beer, Andrew Leslie
DTP: Dr. Katrin Beyer
Fooddesign: René Schulte
Produktion: WZ Media, Stuttgart
Umschlaggestaltung: CYCLUS · Visuelle Kommunikation, Stuttgart
Druck: Westermann Druck, Zwickau
Fotos: Cover vorne und hinten: P. Thul; ReformhausKOCH-STUDIO (S. 89); Reusch (S. 8/9, 10/11, 13, 15, 16, 18, 19, 20, 21, 22, 24, 25, 26, 72/73, 74); WZ Media (35)

© 1999 Georg Thieme Verlag, Rüdigerstraße 14, D-70469 Stuttgart

ISBN 3-89373-534-8

Wir bedanken uns bei der Oasis Teehandel GmbH für die freundliche Unterstützung.

Leserservice

Wenn Sie Fragen oder Anregungen zu diesem Buch haben, schreiben Sie uns an:

TRIAS Verlag
Postfach 30 11 07
D-70451 Stuttgart

oder schicken Sie eine E-Mail an:

trias.lektorat
@thieme.de

Inhalt

Zwei gesunde Köstlichkeiten aus dem Schwarzen Kontinent

Tees, die gesund sind, müssen nicht unbedingt bitter schmecken: Das wissen wir spätestens, seit der köstliche grüne Tee aus China und Japan in den westlichen Ländern immer bekannter und beliebter wird. Seit einiger Zeit erfreuen sich auch Rotbusch- und Honeybushtee – zwei Tees, die nur in bestimmten Regionen Südafrikas angebaut werden – bei uns einer immer größer werdenden Fangemeinde. Kein Wunder, denn beide Getränke überzeugen nicht nur durch ihr angenehmes Aroma (dank ihrer natürlichen, fruchtigen Süße schmecken sie sogar ohne Zucker oder Honig und ersparen uns damit manche überflüssige Kalorien), sondern können auch zahlreichen Krankheiten und Beschwerden vorbeugen oder sie sogar heilen.

Durch seine allergie- und kolikhemmende Wirkung machte Rotbusch- oder Rooibostee in seiner südafrikanischen Heimat bereits in den sechziger Jahren von sich reden, als eine gestresste Mutter ihrem an schweren Darmkoliken und ständigem Erbrechen leidenden kleinen Töchterchen Rotbuschtee ins Milchfläschchen gab und die Beschwerden des Kindes sich dadurch schlagartig besserten. Bald probierten auch andere Mütter dieses Erfolgsrezept aus und es stellte sich heraus, dass Rotbuschtee nicht nur gegen die gefürchteten Dreimonatskoliken bei Babys hilft, sondern darüber hinaus auch bei zahlreichen anderen Verdauungsbeschwerden und Allergien Linderung verschafft – nicht nur bei Kindern, sondern auch bei Erwachsenen.

Neben Nahrungsmittelallergien lassen sich mit Rotbuschtee auch allergische Erkrankungen wie Heuschnupfen, Ekzeme, ja

Gesundheitsfördernde Wirkungen des Rotbuschtees:
* hilft gegen Allergien
* bekämpft freie Radikale
* lindert Dreimonatskoliken, Bauchschmerzen, Durchfälle u. a. Verdauungsstörungen
* beugt Krebs- und Herz-Kreislauf-Erkrankungen vor
* lindert Depressionen und beruhigt.

sogar Asthma lindern und oft sogar völlig zum Verschwinden bringen. Außerdem beugt der Tee durch seinen hohen Gehalt an wichtigen Vitaminen, Mineralstoffen und Spurenelementen Mangelerscheinungen vor und enthält darüber hinaus noch zahlreiche andere wertvolle Biostoffe, die Krebs und Herz-Kreislauf-Erkrankungen vorbeugen, die Leber schützen und Stress und Nervosität abbauen. Auch äußerlich angewandt ist der Tee wirksam: Von Akne und Ekzemen bis hin zum Windelausschlag lassen sich damit zahlreiche Hauterkrankungen und -probleme lindern.

Ähnlich positive Wirkungen hat der bei uns erst seit kurzem bekannte Honeybushtee, den die Buschleute in Südafrika schon seit vielen Jahrhunderten trinken und wegen seines hohen Gesundheitswerts schätzen: Ähnlich wie Rooibos ist Honeybush reich an wertvollen Inhaltsstoffen, hilft gegen Bauchschmerzen, Durchfälle und andere Verdauungsprobleme und bekämpft freie Radikale. Außerdem hat er eine appetitanregende Wirkung, senkt den Cholesterinspiegel und beugt verschiedenen Krebsarten vor.

In diesem Buch erfahren Sie alles über Gesundheitswert und verschiedene Anwendungsmöglichkeiten der beiden Tees – und erhalten auch viele wertvolle Rezepte zur äußerlichen Behandlung von Hautproblemen und -erkrankungen. Sie erleben die spannende Geschichte mit, wie der Rotbuschtee und seine erstaunlichen gesundheitsfördernden Wirkungen entdeckt wurden und wie der Tee seinen Siegeszug nach Asien, Europa und den USA antrat. Und natürlich finden Sie in dem Buch auch zahlreiche schmackhafte Rezepte rund um den Rotbuschtee – viele davon sind exotische Köstlichkeiten aus dem Schwarzen Kontinent.

Auch äußerlich kann man Rotbusch- und Honeybushtee anwenden. Die beiden Tees helfen gegen zahlreiche Beschwerden – von Akne, Ekzemen, Sonnenbrand und Windelausschlag bis hin zu Zahnfleischbluten.

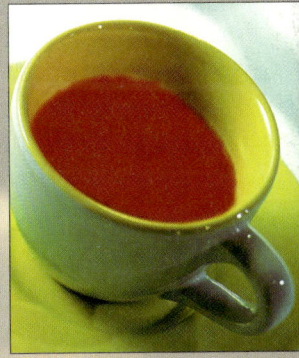

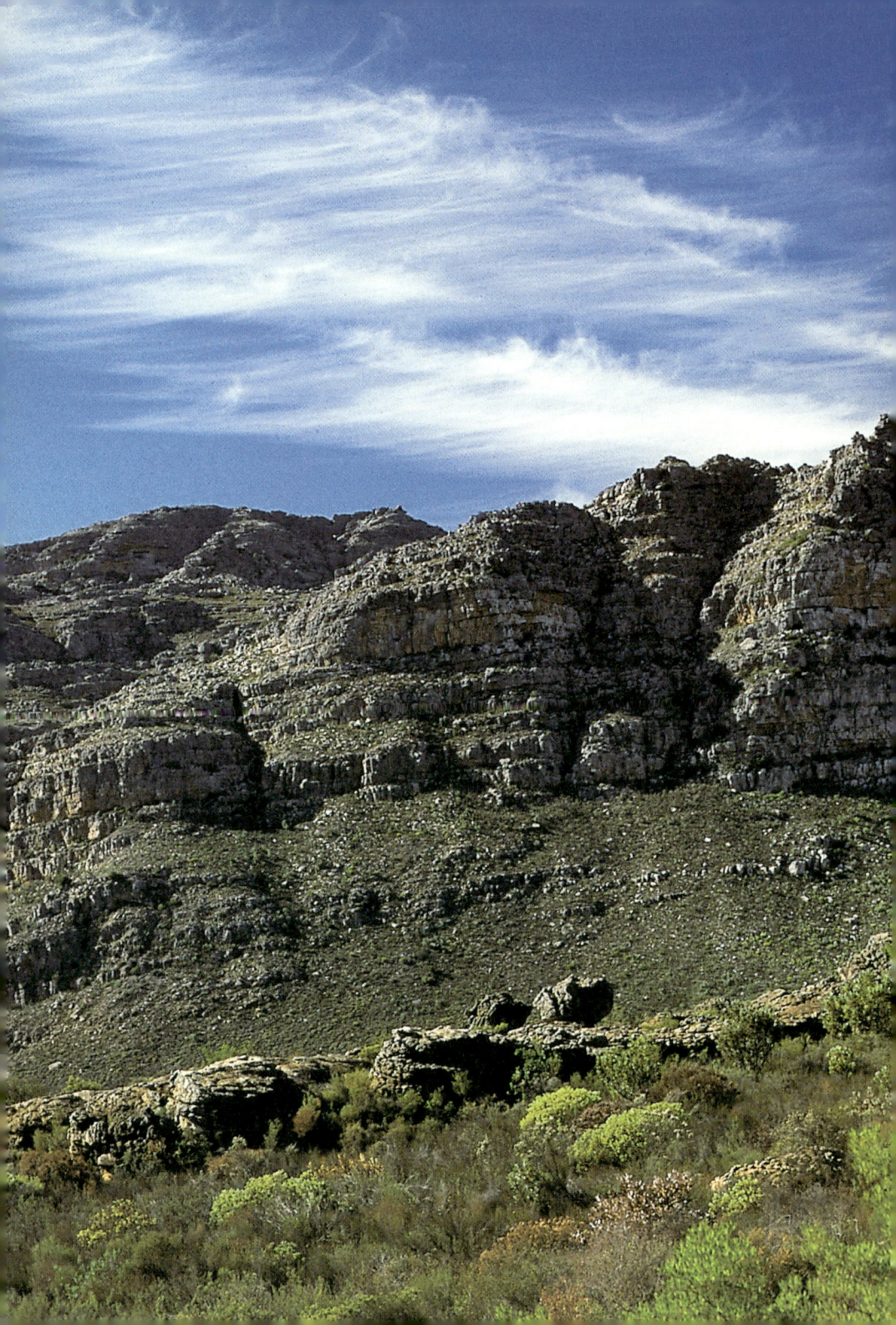

Rotbusch: Lebenselixier aus Südafrika

Die südafrikanischen Buschleute haben diesen Gesundheitstee entdeckt: Sie schätzen ihn schon seit vielen hundert Jahren als erfrischenden Durstlöscher, der nebenbei auch noch so manche Krankheiten und Beschwerden heilt. Erst seit einigen Jahrzehnten ist der Tee auch in Europa, Asien und den USA bekannt. Inzwischen findet man ihn bei uns schon in fast allen Reformhäusern, Naturkost- und Teegeschäften. In diesem Kapitel erfahren Sie, wie Rooibostee hergestellt wird, wie man ihn zubereitet und in welchen Geschmacksrichtungen es ihn gibt. Außerdem lernen Sie auch noch ein sehr interessantes neues Projekt kennen: Rotbuschtee aus kontrolliert biologischem Anbau.

Die Buschleute in Südafrika wissen schon seit Jahrhunderten, was bei uns erst in den letzten Jahren so richtig bekannt geworden ist: dass Rotbuschtee nicht nur ein wohlschmeckendes, sondern gleichzeitig auch ein äußerst gesundes Getränk ist. Sie waren die Ersten, die aus den Zweigen und nadelähnlichen Blättern des Rooibos-Strauchs jenes fruchtig süße Getränk von der glühend roten Farbe des Sonnenuntergangs zubereiteten.

Rooibos ist Afrikaans und bedeutet so viel wie „roter Busch". Wenn die Pflanze abstirbt, nimmt sie eine feuerrote Färbung an. Dieser Tatsache verdankt sie ihren Namen.

Sie sammelten die Pflanzen in freier Natur, zerhackten sie mit einer Axt und zerquetschten sie mit dem Hammer. Auf diese Weise setzten sie den Fermentationsprozess in Gang, durch den die grünen Blätter sich rot färben und ihr unvergleichlich liebliches, fruchtiges Aroma annehmen. Nach der Fermentation wurde der Tee einfach an der Sonne getrocknet. Dieses köstliche Ge-

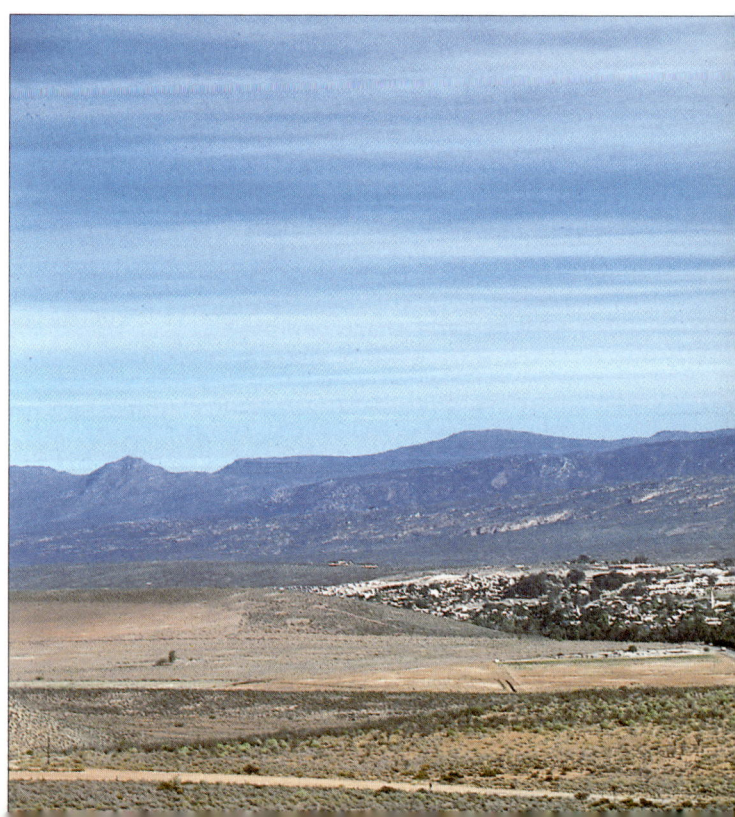

tränk genossen die Bewohner der Cedarberge 200 km nördlich von Kapstadt nicht nur täglich, sondern setzten es auch gezielt gegen verschiedene Erkrankungen ein.

Vom Buschmann-Getränk zur Köstlichkeit

Doch die eigentliche Geschichte des Rotbusch- oder Rooibostees begann erst um die Jahrhundertwende, als ein russischer Kaufmann namens Benjamin Ginsberg die Buschmänner bei der Zubereitung ihres Tees beobachtete und um eine Kostprobe des roten Getränks bat; denn als Sohn einer alten Teehändlerfamilie interessierte er sich natürlich dafür, was es mit diesem Gebräu auf sich hatte. Das Aroma des Tees überzeugte ihn auf Anhieb und er be-

Früher war der Rotbusch-tee eine Mischung aus verschiedenen Sorten von unterschiedlicher Qualität. Es gab ihn unter den einzelnen Namen: Buschtee, Nadel-tee, Koopmans-Tee usw. Erst Dr. Nortier brachte Ordnung in dieses Chaos und züchtete eine qualitativ hochwertige Sorte – die Grundlage der Rotbuschtee-Produktion.

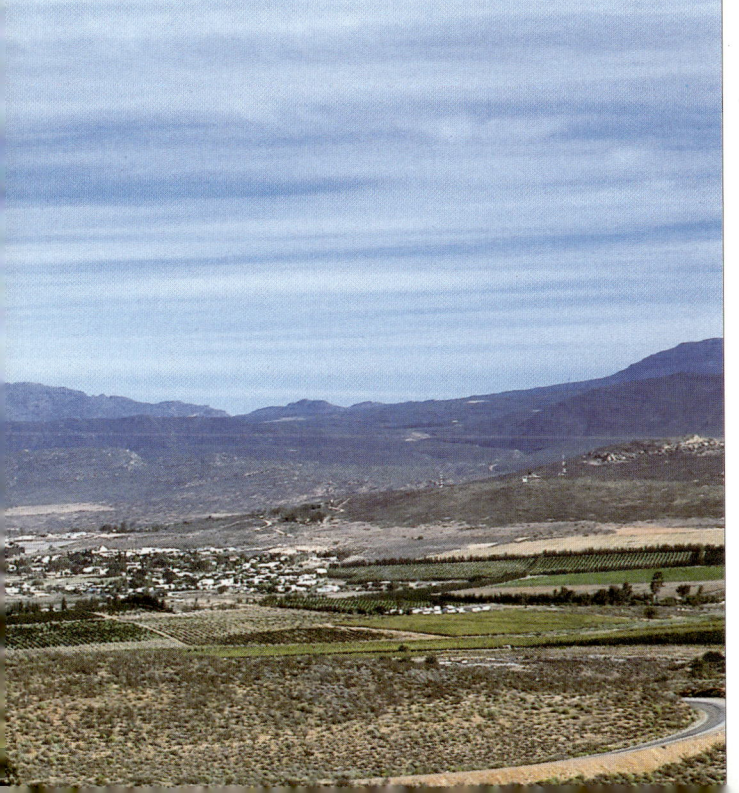

Clanwilliam, die „Hauptstadt des Rooibos-Anbaus"

schloss, ihn zu vermarkten. Geschäftstüchtig, wie er war, begann er auf den Straßen Kapstadts kleine Rotbusch-Probepackungen zu verteilen.

So lernte auch die weiße Bevölkerung Südafrikas den Rotbuschtee kennen und lieben. Bald war die Nachfrage nach diesem neuen Getränk so sehr gestiegen, dass sie durch die wild wachsenden Rotbuschpflanzen gar nicht mehr gedeckt werden konnte.

Da trat der Arzt und Hobby-Botaniker Dr. Patter le Fras Nortier auf den Plan. Er begann um 1930 gemeinsam mit ein paar Farmern Methoden zum Anbau von Rotbuschtee zu entwickeln und sorgte durch seine züchterischen Bemühungen gleichzeitig dafür, dass dieser Tee künftig nicht mehr mit anderen Rotbuschsorten minderer Qualität vermischt wurde. Nortiers Heimatort, das südafrikanische Kleinstädtchen Clanwilliam, entwickelte sich bald zum Zentrum eines florierenden Rotbuschanbaus.

Doch die Rotbusch-Anbauer schossen in ihrer Begeisterung über das Ziel hinaus: Sie begannen mehr Tee zu produzieren, als sie absetzen konnten. Während des Zweiten Weltkriegs war die Nachfrage nach Rotbuschtee besonders groß gewesen, da Ceylon-Tee in dieser Zeit schwer zu bekommen war. Nach dem Krieg ging diese Nachfrage zurück und die Anbauer blieben auf ihrem Rotbuschtee „sitzen": Der Rotbusch-Markt brach zusammen und der Preisverfall kostete viele kleinere Farmer ihre Existenz.

Auf Betreiben der Rotbusch-Erzeuger wurde dann schließlich im Jahr 1954 das „Redbos Tea Control Board" gegründet – eine staatliche Behörde, die künftig die Produktion und Vermarktung des Tees beaufsichtigen sollte. Von dieser Behörde erhoffte man sich eine Stabilisierung

Mittlerweile wird Rotbuschtee in beinahe 140 Länder exportiert. Besonders beliebt ist er in Asien, vor allem in Japan.

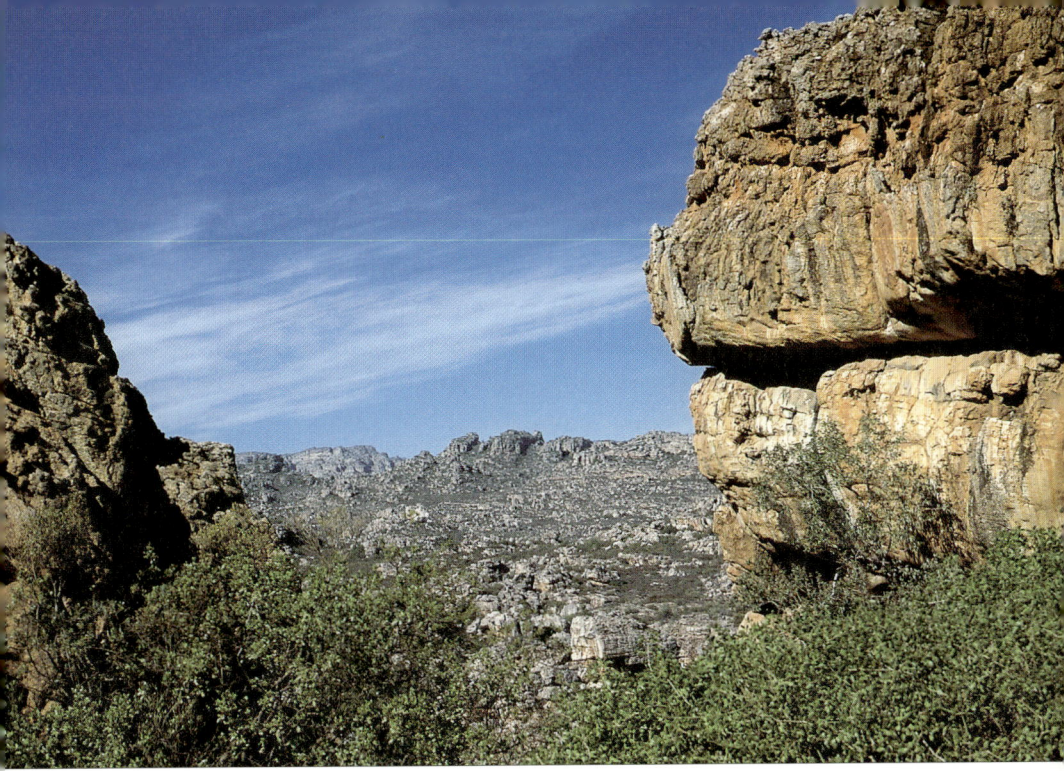

der Preise und die Gewährleistung einer gleich bleibend hohen Qualität.

Damit begann der unaufhaltsame Aufstieg des Rooibos-Tees: Das „Redbos Tea Control Board", das im Jahr 1993 privatisiert wurde und seitdem „Rooibos International Ltd." heißt, begann regelmäßige Hygiene- und Qualitätskontrollen durchzuführen und unterstützte gleichzeitig in Kooperation mit der Universität Stellenbosch die systematische wissenschaftliche Erforschung des Rotbuschtees, seiner Inhaltsstoffe und gesundheitsfördernden Eigenschaften.

Seitdem erfreut sich dieser Tee immer größerer Beliebtheit – nicht nur in seiner südafrikanischen Heimat, sondern auch in Europa, den USA und vor allem in Japan, dem Land, in dem man Tees von hoher Qualität und edlem Aroma schon von jeher besonders zu schätzen weiß.

Um gedeihen zu können, braucht der Rotbusch ganz bestimmte Lebensbedingungen, die er nur in den Cedarbergen im Südwesten Südafrikas findet. Das ist die einzige Region, wo er angebaut werden kann.

Eine Pflanze mit ganz besonderen Ansprüchen

Botanisch gesehen gehört der Rotbusch *(Aspalathus linearis)* zu den Hülsenfrüchtlern (Leguminosen) – jener großen Familie, die auch viele uns sehr vertraute Arten wie beispielsweise Ginster, Lupine, Klee, Bohne, Erbse und Wicke umfasst.

Der Rooibos ist indessen ein Spezialist mit ganz besonderen Ansprüchen, der ausschließlich in den Cedarbergen im Südwesten Südafrikas wächst, denn nur in dieser Gegend findet er die Lebensbedingungen, die er braucht: saure, relativ nährstoffarme, sandige Böden, die einen guten Wasserabzug gewährleisten (der Rotbusch will trocken stehen; er mag keine „nassen Füße"), und viel Niederschlag im Winter. Die Gattung Aspalathus, zu der der Rotbusch gehört, ist Bestandteil der für diese Region typischen Vegetationsform des „Fynbos": immergrüne Büsche und Sträucher mit meist nadelförmigen Blättern, die weite Landstriche bedecken.

Ein Überlebenskünstler in unscheinbarem grünem Nadelkleid: Die dünnen, nadelartigen Blätter verhindern, dass die Pflanze an der heißen Sonne zu viel Wasser durch Verdunstung verliert. Die Verbreitung seiner Samen überlässt der Rotbusch den fleißigen Ameisen, die die braunen Samen gern mögen und sie deshalb sammeln.

Der buschige Strauch wird ungefähr 1 bis 1,5 m hoch und ist trotz seiner speziellen Ansprüche ein wahrer Überlebenskünstler: Seine nadelförmigen Blättchen, die an Kiefernnadeln erinnern (aber zum Glück nicht stechen), schützen ihn in der sengenden Sonne Südafrikas vor zu großem Flüssigkeitsverlust durch Verdunstung. Mit seinen bis zu 2 m tief in den Boden reichenden Pfahlwurzeln kann er auch Trockenzeiten gut überstehen. In der Regenzeit bringt der Rotbusch seine kleinen gelben Schmetterlingsblüten hervor, die ein wenig an Ginsterblüten erinnern. Aus diesen Blüten entwickeln sich später derbwandige Hülsen, die die Samen enthalten. Für die Verbreitung der Pflanze sorgen Ameisen, die die Samen sammeln, weil sie sie gern fressen.

Rotbuschanbau:
ein arbeitsintensiver Prozess

Was der Pflanze nützt, ist bei den Farmern allerdings weniger gern gesehen: Da jede Hülse nur einen einzigen Samen enthält, ist das Saatgut natürlich kostbar und man will es nicht gern den Ameisen überlassen. Noch immer sammeln daher manche Farmer Rotbuschsamen in Ameisenhügeln oder indem sie in mühsamer Kleinarbeit den sandigen Boden rund um die Pflanzen sieben.

Auch sonst ist der Anbau und die Herstellung von Rotbuschtee ziemlich arbeitsintensiv. Kaum ein Anbauer kann ausschließlich vom Rooibos leben, da die Wachstumsbedingungen, die diese wählerische Pflanze erfordert, selbst in der Gegend um Clanwilliam nicht überall

Auf den Farmen leben meist mehrere Generationen zusammen.

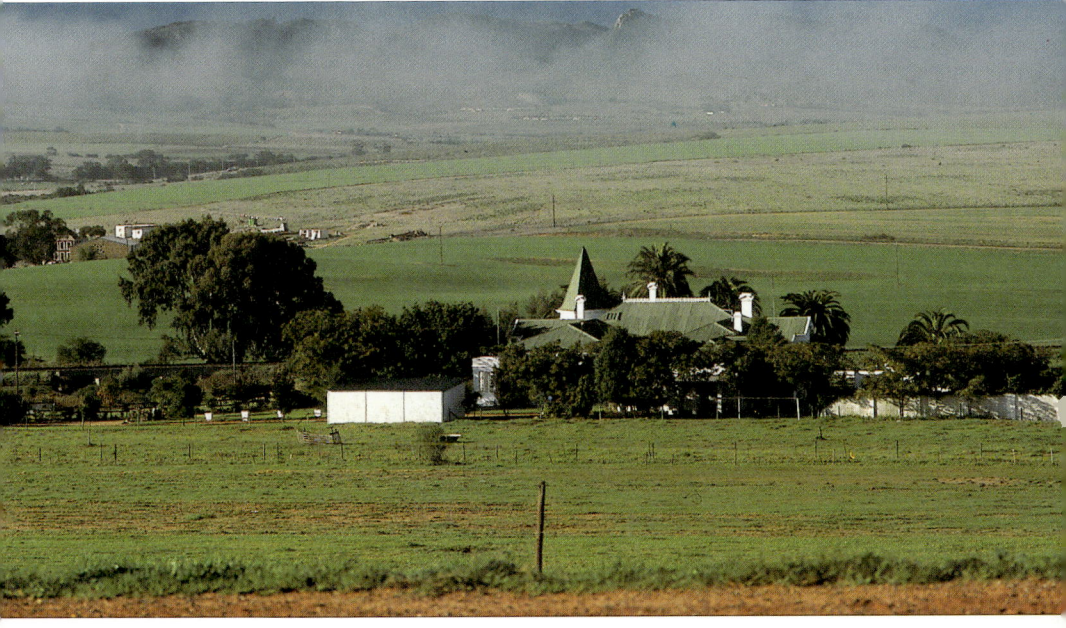

Jungpflanzenaufzucht auf einem Rotbusch-Feld. Die Sträucher werden (je nach Sorte) 5–10 Jahre lang genutzt und dann durch jüngere Pflanzen ersetzt.

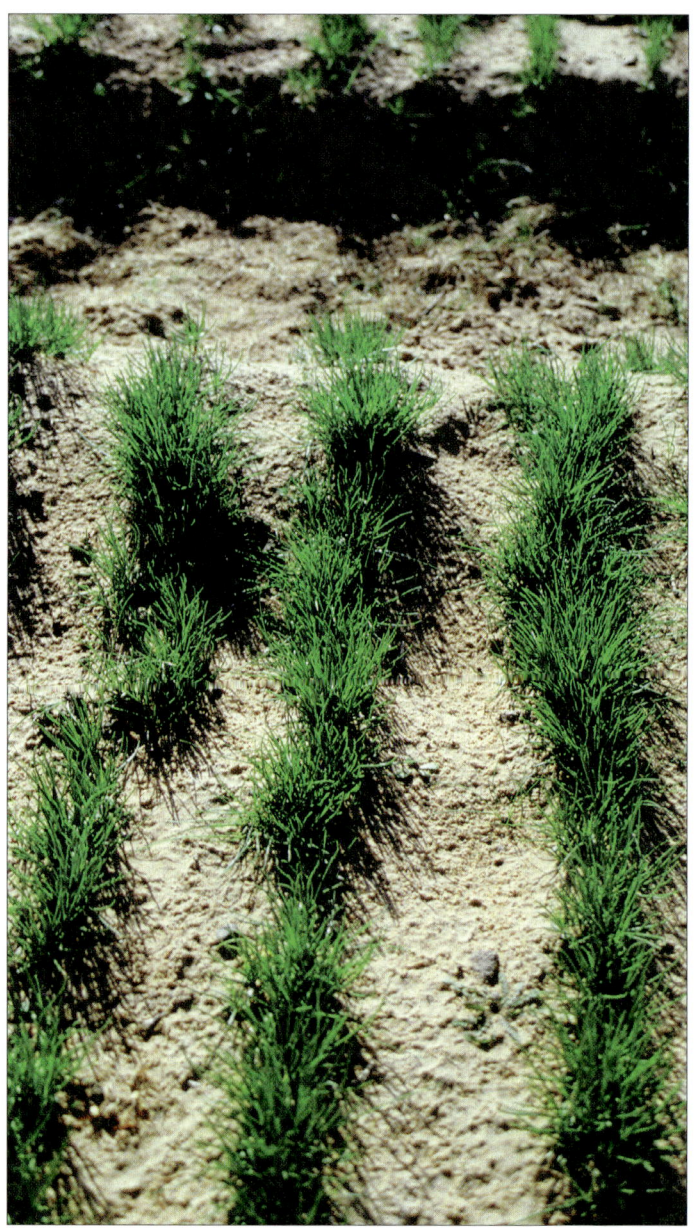

anzutreffen sind. Deshalb wird Rotbuschtee meist nur auf einem kleinen Teil des Farmgebiets angebaut; daneben müssen die Farmer auch noch Ackerbau und Viehzucht betreiben, um über die Runden zu kommen.

Die Pflanzen werden entweder direkt auf der Plantage ausgesät oder zunächst in Saatbeeten gezogen und nach vier bis fünf Monaten, wenn sie eine Höhe von 10 bis 15 cm erreicht haben, auf die Plantage verpflanzt. Die Aussaat erfolgt im Februar oder März. Ungefähr anderthalb Jahre nach der Pflanzung – eine Zeit, in der die Teesträucher intensive Pflege erfordern (Unkrautjäten, Schädlingsbekämpfung usw.) – kann der Farmer mit der ersten Ernte rechnen.

Inzwischen leben über 200 Farmer in den Cedarbergen vom Rooibos-Anbau. Es gibt große Farmen mit einer Fläche von mehreren Tausend Hektar und kleinere mit nur wenigen Hundert Hektar.

Die Ernte findet alljährlich von Januar bis März statt (das entspricht dem südafrikanischen Sommer bis zeitigen Herbst) und findet in den meisten Betrieben immer noch von Hand statt – eine mühsame Arbeit, die die Farmer natürlich nicht allein bewältigen können. Die kleineren Anbauer beschäftigen hierfür Saisonarbeiter, die nur so lange dableiben, bis alle Rotbuschfelder abgeerntet sind, und anschließend wieder weiterreisen; die größeren Farmen verfügen über feste Mitarbeiter, die ständig mit ihren Familien dort leben – in kleinen Häusern, die ihnen von den Farmern kostenlos zur Verfügung gestellt werden.

Anderthalb Jahre nach dem Pflanzen kann die erste Ernte stattfinden; von da an wird jedes Jahr geerntet.

Von der Sonne verwöhnt

Die Pflanzen werden ungefähr 30 cm über dem Boden mit Sicheln abgeschnitten, zusammengebunden und zur Weiterverarbeitung zu einer der Sammelstellen der „Rooibos International Ltd." transportiert. Dort werden sie mithilfe von Tabakschneidemaschinen auf eine ein-

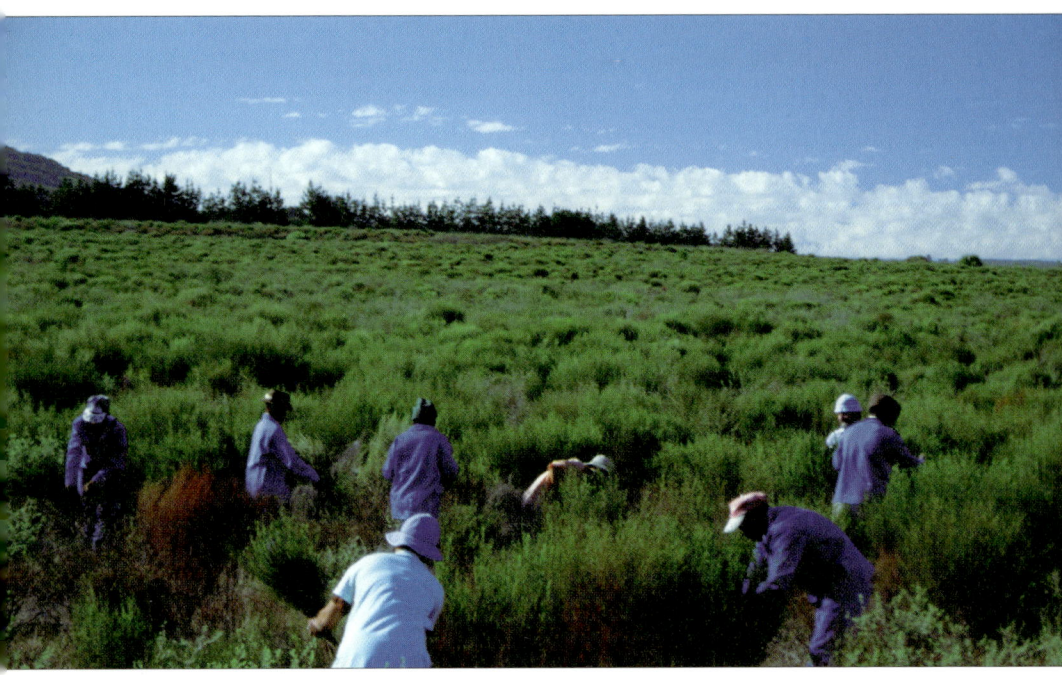

Erntetrupp auf einem Rooibos-Feld. Nur die größeren Farmen können sich feste Mitarbeiter leisten; kleinere Anbauer beschäftigen zur Erntezeit Saisonarbeiter.

heitliche Größe von zwei bis drei Millimetern geschnitten und dabei gleichzeitig gequetscht, sodass der Zellsaft austritt.

Sobald der Tee nun mit dem Sauerstoff der Luft in Berührung kommt, setzt sich der Fermentationsprozess in Gang, durch den die grünen Blätter binnen Stunden eine leuchtend rotbraune Farbe annehmen und Geschmacksstoffe entstehen, die dem Tee sein charakteristisches Aroma verleihen.

Für die nun folgende Fermentation bieten das Klima und die unberührte Natur in dieser Gegend Südafrikas geradezu ideale Bedingungen.

Die Temperaturen (40 bis 45 °C am Tag und 20 °C in der Nacht) ermöglichen eine Fermentation unter freiem

Himmel – in sauberer Luft, ohne Staub und Industrieabgase, unter Einwirkung der intensiven südafrikanischen Sonne.

Dazu wird der geschnittene Rooibos in etwa 20 cm hohen Reihen auf einem großen, betonierten Platz (der „Dryinglane") aufgeschichtet und hin und wieder mit Wasser besprengt. Sobald der Fermentationsvorgang abgeschlossen ist (nach ungefähr 8 bis 24 Stunden), breitet man die Teeblätter auf der Dryinglane gleichmäßig dünn

Die Rooibos-Sträucher werden von Hand mit Sicheln abgeerntet und anschließend zusammengebunden. Eine mühselige Erntearbeit, die viel Fleiß erfordert!

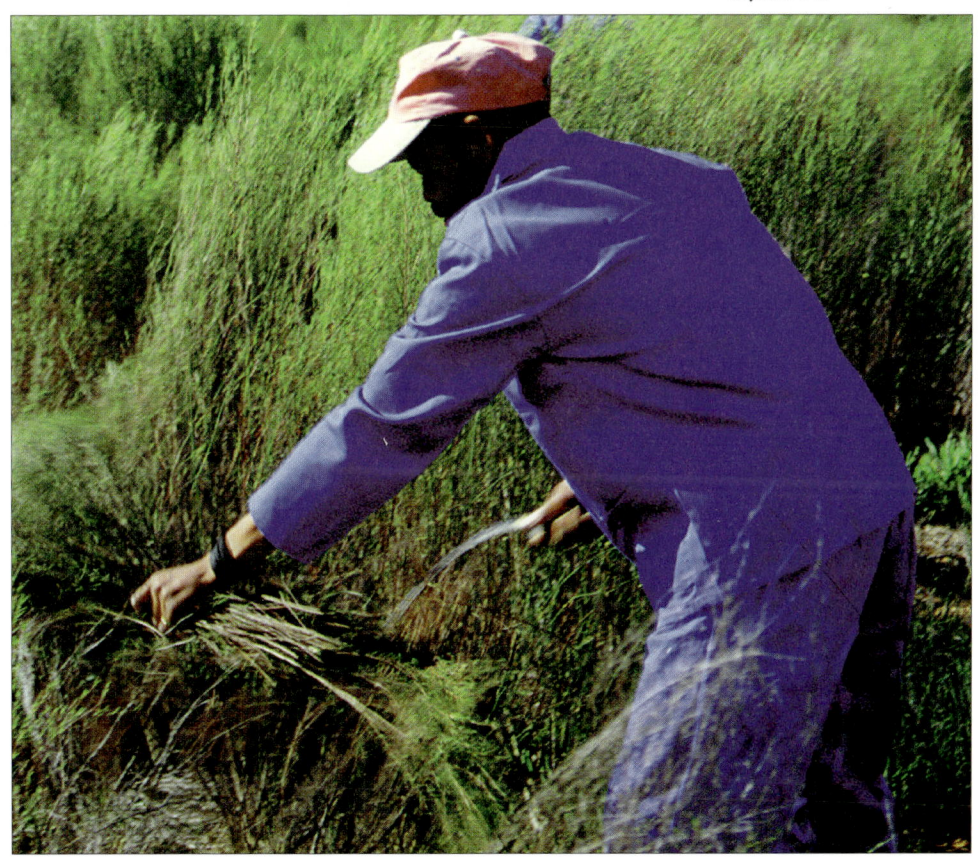

Während und nach der Produktion wird der Rotbuschtee auf Aroma, Farbe, Qualität, Feuchtigkeitsgehalt und Keimfreiheit getestet. Diese strengen Kontrollen bieten dem Verbraucher die Sicherheit, einen hygienisch einwandfreien, qualitativ hochwertigen Tee zu bekommen.

aus und lässt sie an der Sonne trocknen. Eine Art „Staubsauger" sammelt den Tee dann ein. Nun kommt er in eine Maschine, in der er von zu kleinen und zu großen Stücken (z. B. Staubteilchen, größeren Aststücken) gereinigt wird. Zum Schluss wird der Tee noch sterilisiert, d. h. mit heißem Wasserdampf behandelt, um die Keimfreiheit zu garantieren. Dann wird er nach Farbe, Aroma und Qualität sortiert, abgewogen und verpackt und ist nun fertig zum Verkauf.

Die bessere Alternative: Rotbuschtee aus ökologischem Anbau

Seit 1998 gibt es Rotbuschtee nun endlich auch aus ökologischem Anbau. Die OASIS Teehandel GmbH hat in Südafrika das erste Bio-Rooibos-Projekt gestartet, bei dem

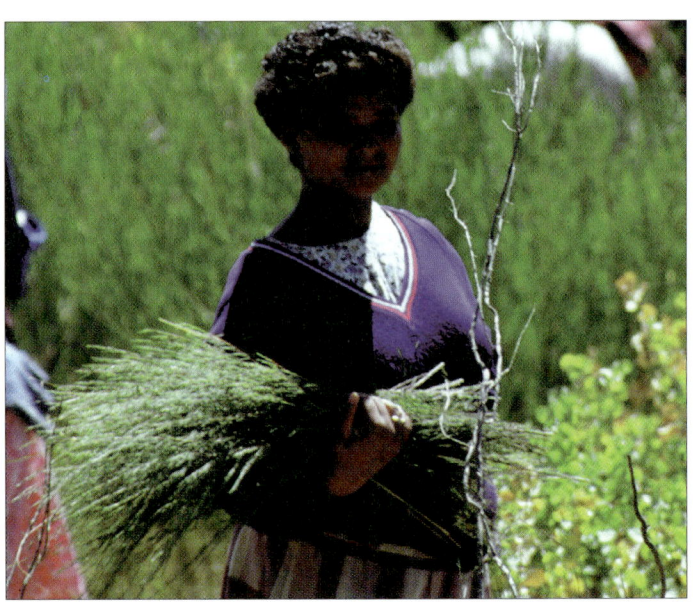

Die geernteten und zusammengebundenen Rooibos-Pflanzen sind jetzt fertig für den Weitertransport.

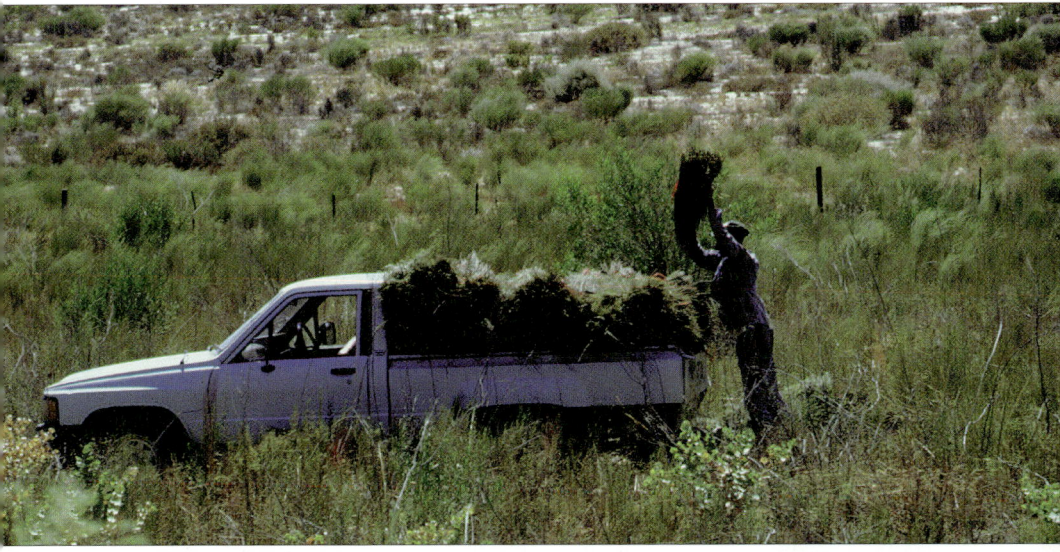

dieser Tee völlig ohne Pestizide und Kunstdünger angebaut wird.

Wegen der südafrikanischen Apartheidpolitik hatte die Firma OASIS den Handel mit Rotbuschtee früher abgelehnt. Erst mit dem Ende der Apartheid begann sie Kontakte mit südafrikanischen Rotbusch-Anbauern und -Herstellern aufzunehmen. Dabei ging es ihr vor allem darum, zu prüfen, ob ein biologischer Rooibos-Anbau möglich sei.

An einem wunderschönen, sonnigen Morgen im Januar 1996 (in Südafrika war es Hochsommer: strahlend blauer Himmel und 35 °C) traf der Gründer und Geschäftsführer der OASIS Teehandel GmbH, Helmut Reusch, mit einer Dolmetscherin und einer Agraringenieurin in Kapstadt ein. Nachdem sie sich zwei Tage lang in Kapstadt von dem vierzehnstündigen Flug erholt und ein wenig akklimatisiert hatten, fuhren sie in das kleine

Die Rotbusch-Bündel werden auf Wagen geladen und zur Sammelstelle der „Rooibos International Ltd." transportiert.

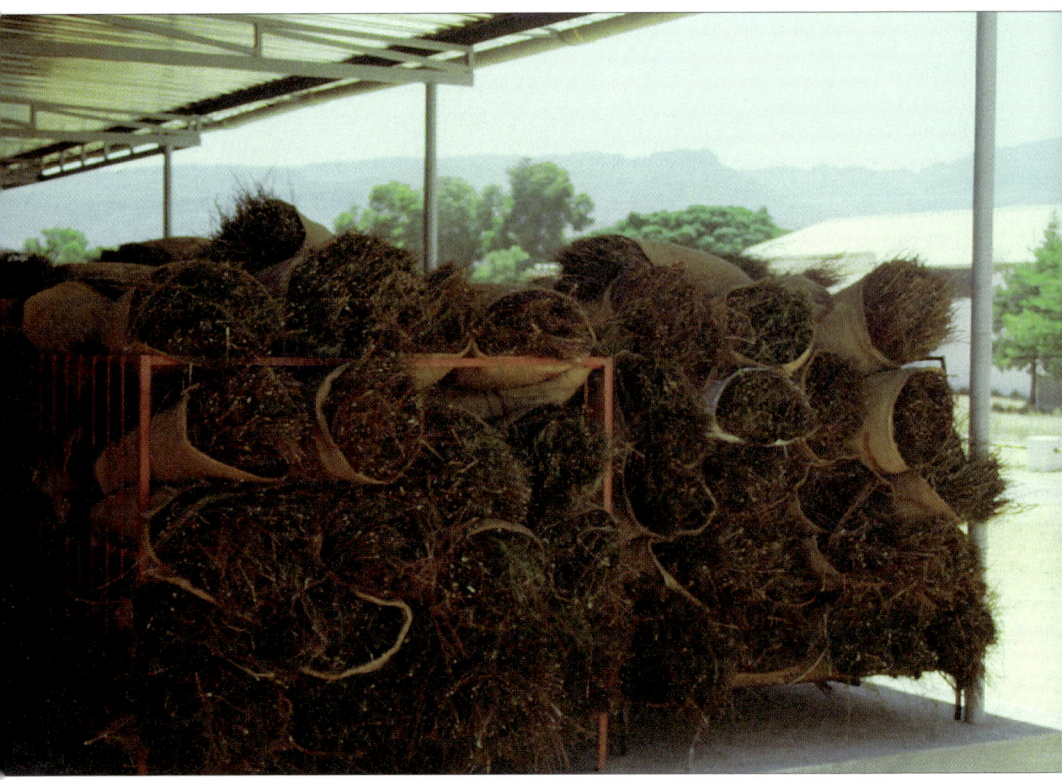

Der frisch geschnittene Rooibos wartet in der Lagerhalle der Sammelstelle auf seine Weiterverarbeitung.

Städtchen Clanwilliam inmitten der Cedarberge, das Zentrum des Rotbuschanbaus. Schon am Ortseingang von Clanwilliam begrüßte sie das Schild: „Hauptstadt des Rooibos".

Sie stiegen in dem einzigen Hotel des kleinen Ortes ab und machten sich gleich auf den Weg zu der inzwischen privatisierten „Rooibos International Ltd.", um die Rotbusch-Verarbeitungsanlage zu besichtigen. Dann ging es auf Sandpisten quer durch die Cedarberge weiter zu verschiedenen Farmen, bei denen die Möglichkeiten eines ökologischen Rooibos-Anbaus geprüft werden sollten.

Ideale Bedingungen für den biologischen Anbau von Rooibostee

Das Ergebnis der ersten Besichtigungen und Gespräche war sehr positiv: Da es nur wenige Schädlinge und Konkurrenzpflanzen gibt, die den Rooibos bedrohen, erschien ein Umstieg von der konventionellen Teeherstellung auf biologischen Anbau durchaus machbar. Doch dieser erste vierzehntägige Besuch in Südafrika reichte natürlich bei weitem nicht aus, um das Projekt zu planen und alle nötigen Kontakte zu knüpfen. Dazu waren noch weitere Vorarbeiten erforderlich.

Deshalb reisten Herr Reusch und seine Mitarbeiterinnen nach über einem Jahr intensiver Kontaktsuche zum zweiten Mal in die Cedarberge. Gleichzeitig begann die OASIS Teehandel GmbH in Deutschland bereits Rooibostee zu verkaufen, der zwar noch aus konventionellem Anbau stammte, aber von hervorragender Qualität und gemäß den OASIS-Richtlinien nachweislich frei von Pestizidrückständen war.

Bei seinem zweiten Südafrika-Besuch lernte das OASIS-Team den Farmer Frans van der Westhuizen und seine Frau Helga kennen. Die beiden betreiben eine mittelgroße Farm mit einer Fläche von circa 280 Hektar, wo sie Schafe und Kühe halten und Weizen und Roggen anbauen. Seit 1995 kultivierte der experimentierfreudige Frans van der Westhuizen auf seiner Farm auch Rooibostee, und zwar völlig ohne Einsatz von Pestiziden und Kunstdünger – was sich durch Pflanzen- und Bodenproben auch nachweisen ließ.

Damit war van der Westhuizen der einzige Interessent, der die Ansprüche der Firma OASIS für einen biologischen Rooibos-Anbau auch wirklich hundertprozentig

Alle Tees von OASIS werden auf Pestizidrückstände untersucht und die Untersuchungsergebnisse werden auch offen dargelegt. Erhältlich sind die Analyseberichte im Naturkost-Fachgeschäft oder direkt bei OASIS (Adresse siehe Anhang).

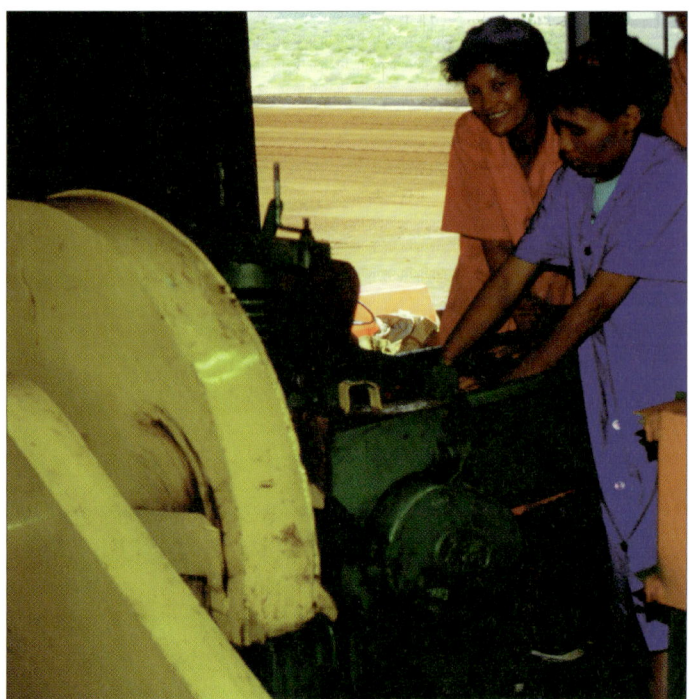

Mit Tabakschneide-maschinen wird der Tee auf eine einheitliche Länge von 2–3 mm geschnitten und dabei gleichzeitig ge-quetscht, sodass der Zellsaft heraustritt und mit dem Luftsauerstoff in Berührung kommt.

erfüllte. Denn normalerweise erfordern die strengen Be-stimmungen der EG-Bio-Verordnung bei der Umstellung von konventionellem auf biologischen Anbau erst einmal eine dreijährige Umstellzeit. Bei van der Westhuizen konnte auf diese Umstellzeit verzichtet werden – zumal sich anhand von Luftaufnahmen auch belegen ließ, dass es sich bei dem Feld, auf dem der Farmer seinen Rot-buschtee anbaute, um ehemals naturbelassenes Land handelte, das in den Jahren davor überhaupt nicht be-wirtschaftet worden war.

Aufgrund dieser günstigen Voraussetzungen beschloss Helmut Reusch, sein Bio-Rooibos-Projekt mit Frans van der Westhuizen durchzuführen. 1998 konnte der erste

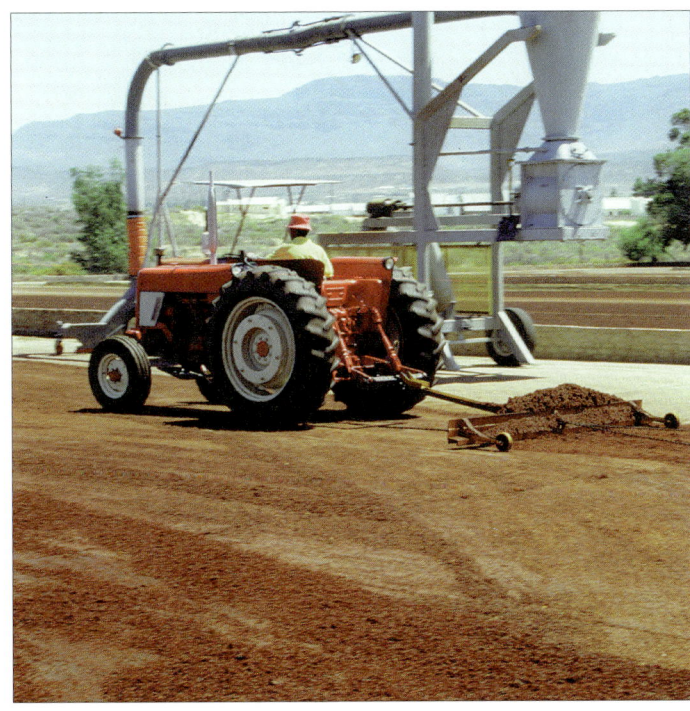

Nun legt man den Rooibostee zum Fermentieren an die Sonne.

Rotbuschtee aus kontrolliert biologischem Anbau geerntet werden; seit Mai 1998 ist er im Handel erhältlich. Das
war allerdings erst der Anfang. Als Nächstes waren die
Hürden der strikten EG-Bestimmungen zu überwinden.
Zum Schutz der Verbraucher in Europa gibt es nämlich
sehr strenge EG-Auflagen und -Kontrollen, die garantieren, dass Produkte mit dem Etikett „bio" bzw. „öko" auch
tatsächlich aus kontrolliert biologischem Anbau stam-
men. Diese Bestimmungen gelten für sämtliche in Europa verkauften Waren, auch wenn sie im Ausland erzeugt
wurden.

Die Kontrollen beginnen beim Farmer und erstrecken
sich von dort über alle Handelsstufen bis hin zum Fach-

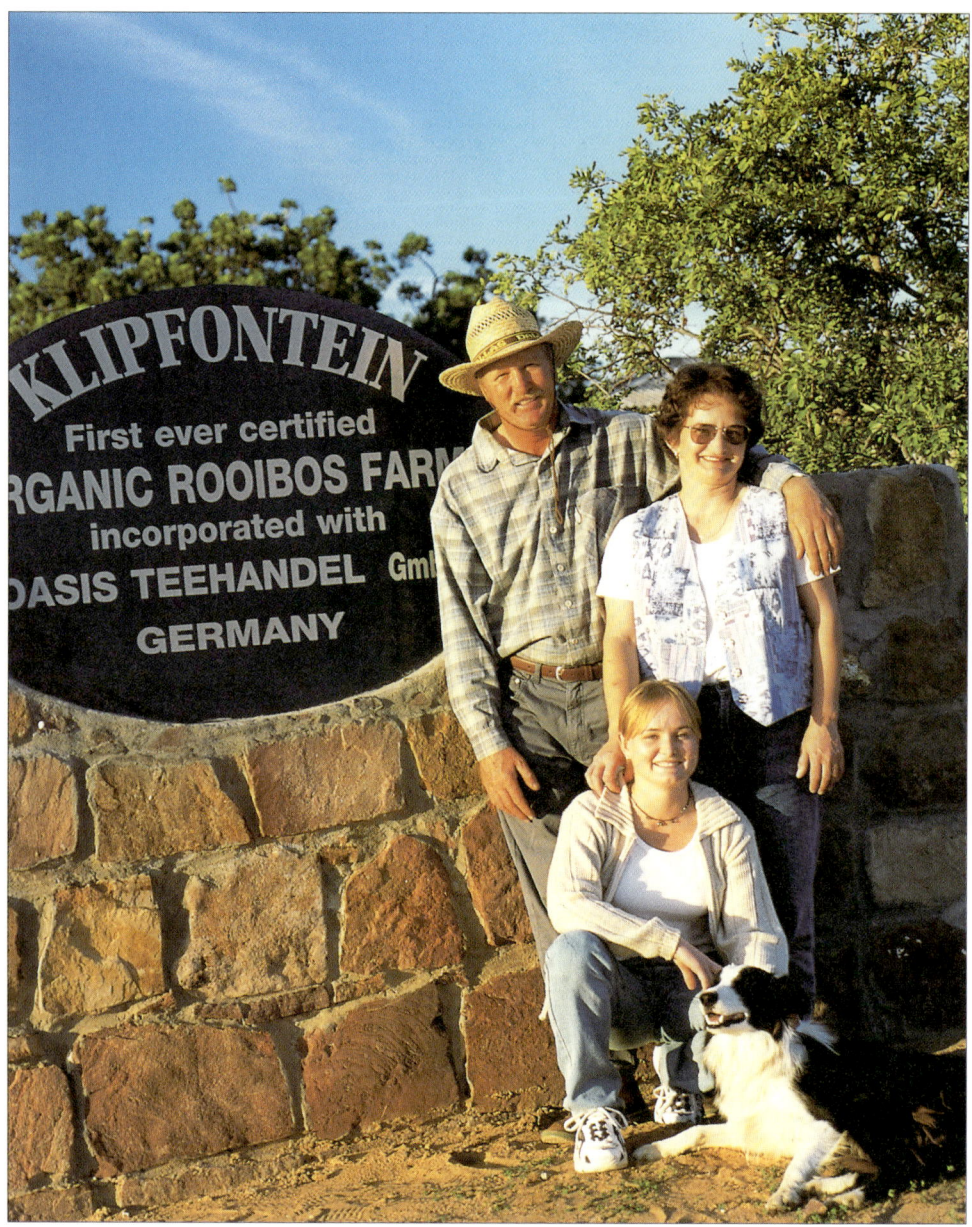

geschäft, das die Ware vertreibt. Das Ziel dieser strengen Auflagen und Kontrollen ist optimaler Schutz für den Verbraucher: Wenn auf der Verpackung neben dem Vermerk „aus kontrolliert-biologischem Anbau (kbA)" die Kontrollnummer der Öko-Kontrollstelle abgedruckt ist, kann er sicher sein, auch wirklich ein Bio-Erzeugnis in den Händen zu halten.

Strenge Kontrollen garantieren einwandfreie Bio-Qualität

Bevor die Produktion beginnen konnte, musste also zunächst einmal ein Prüfer einer Öko-Kontrollstelle nach Südafrika reisen und die Farm van der Westhuizens einer eingehenden Prüfung unterziehen. Dabei wurde das unterste zuoberst gekehrt, alles peinlich genau untersucht und dokumentiert; und überall dort, wo es notwendig war, wurden natürlich auch Veränderungen durchgeführt.

Erst nach dieser gründlichen Untersuchung, die im Mai 1997 stattfand, wurde van der Westhuizens Farm als „ökologisch" anerkannt und die Firma OASIS durfte einen Antrag auf Importermächtigung stellen. Das Regierungspräsidium überprüfte dann nochmals die Einhaltung sämtlicher Richtlinien, bevor es die Importermächtigung erteilte.

Erst jetzt durfte die Ware endlich aus Südafrika nach Deutschland kommen – sie wird aber bei jeder Lieferung aufs Neue kontrolliert. Auch die Einhaltung der Richtlinien für den kontrolliert biologischen Anbau wird einmal pro Jahr vor Ort auf der Farm van der Westhuizens in den Cedarbergen überprüft, um optimale Bio-Qualität zu gewährleisten.

◀ *Frans van der Westhuizen – der erste Farmer, der in Zusammenarbeit mit der Firma OASIS Rotbuschtee aus kontrolliert biologischem Anbau produziert – auf seiner Farm in den Cedarbergen.*

Was man bei Einkauf und Lagerung beachten sollte

In Deutschland ist Rotbuschtee inzwischen in den meisten Teegeschäften, Reformhäusern und Naturkostläden erhältlich; außerdem kann man ihn auch direkt beim Versand bestellen (Adressen siehe Anhang). Der Tee besteht aus rotbraunen, bis maximal 1 mm dicken und ungefähr 3 bis 4 mm langen Blatt- und Zweigstückchen; dazwischen befinden sich in der Regel auch ein paar etwas dickere, holzige Aststücke. Beim heißen Aufguss nimmt der Tee eine kastanienrotbraune Färbung und sein charakteristisches fruchtig süßes Aroma an.

Man braucht den Rotbuschtee, den man gekauft hat, allerdings nicht auf seine Qualität hin zu kontrollieren; Verfälschungen und Qualitätsmängel sind aufgrund der strengen Kontrollen der „Rooibos International Ltd." praktisch ausgeschlossen.

▶ *Vorsicht: Rotbuschtee nimmt wie alle Tees leicht andere, unerwünschte Aromen an! Er soll nach Möglichkeit auch nicht mit Feuchtigkeit oder dem Sauerstoff der Luft in Berührung kommen. Daher sollte man ihn stets in einer gut verschließbaren Teedose an einem kühlen, trockenen Ort aufbewahren.*

Wichtig:
gut verschlossen und trocken aufbewahren!

Normalerweise kann man Rooibostee ungefähr ein Jahr lang aufbewahren – vorausgesetzt, dass es sich nicht um spezielle aromatisierte Teesorten handelt und dass er richtig gelagert wird.

Wie alle Tees sollte man ihn in einer Teedose aufbewahren, die sich gut verschließen lässt, damit er nicht mit dem Luftsauerstoff oder mit Feuchtigkeit in Berührung kommt oder womöglich andere, unerwünschte Küchenaromen aufnimmt. Wichtig ist aus diesem Grund auch, dass Sie in Ihrer Rotbuschtee-Dose stets nur diesen Tee aufbewahren und keine anderen Teesorten

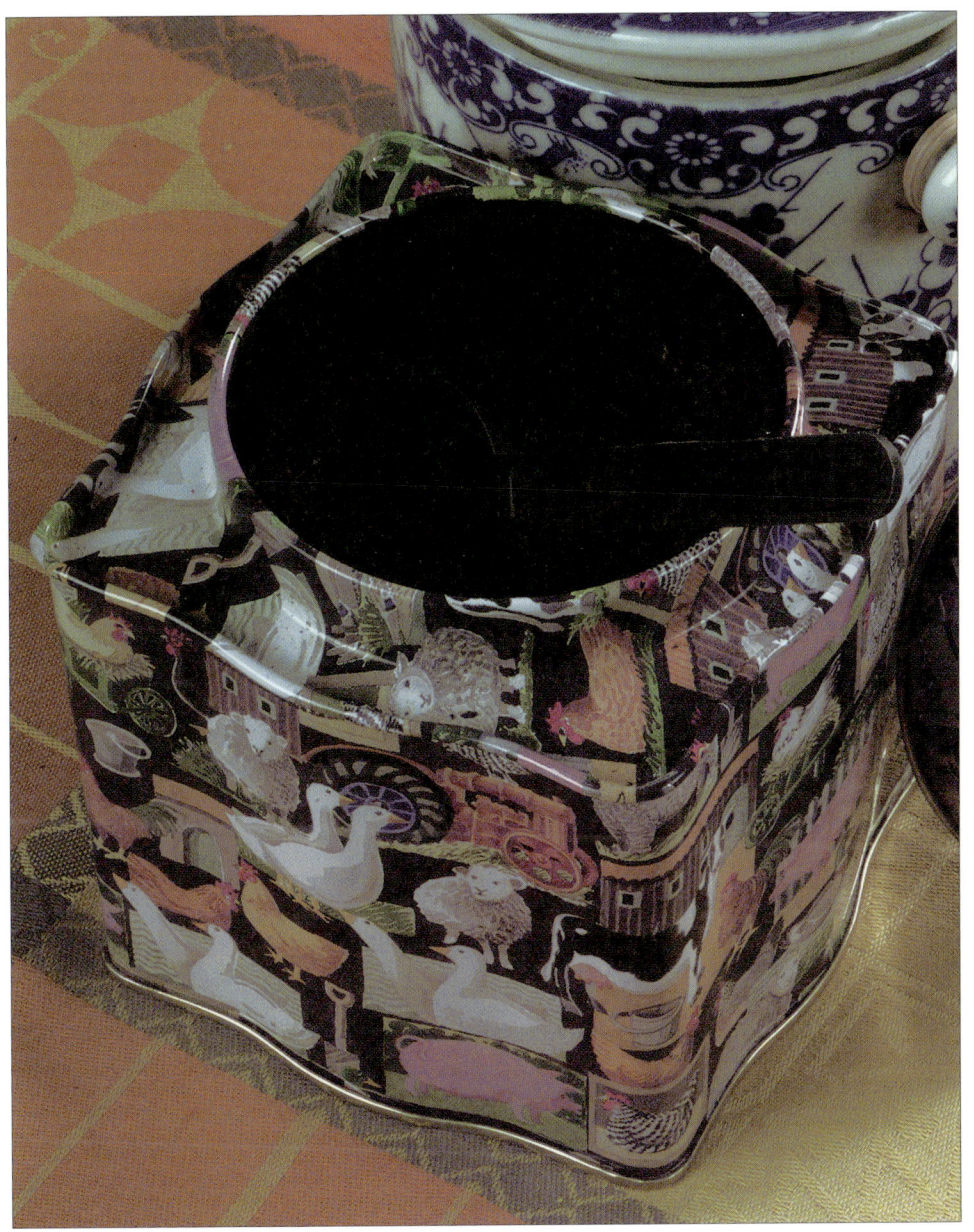

Rooibos soll zwar – wie die meisten Tees – kühl gelagert werden, aber nicht im Kühlschrank: Dort kommt er mit zu viel Feuchtigkeit und außerdem eventuell auch mit Aromen anderer Lebensmittel in Berührung, was seinen Geschmack verfälschen und seine Qualität beeinträchtigen könnte.

oder gar Kaffee. Wenn sich vorher etwas anderes darin befunden hat, muss die Dose erst einmal gründlich mit heißem Wasser (nicht mit Spülmittel!) ausgewaschen und anschließend mit einem trockenen Tuch ausgewischt und an der Luft getrocknet werden, bevor Sie den Rotbuschtee hineingeben. Teearoma ist etwas sehr Empfindliches!

Wichtig ist auch, die Teedose an einem kühlen, trockenen Ort aufzubewahren – also nicht in der Nähe der Heizung oder der Dunstabzugshaube und auch nicht auf einer sonnigen Fensterbank. Wenn Sie Tee aus der Dose entnehmen, sollten Sie dies mit einem trockenen Löffel tun.

Und so wird Rotbuschtee zubereitet

Die Zubereitung des Tees ist sehr einfach: Man nimmt pro Tasse (200–250 ml) einen gestrichenen bis leicht gehäuften Teelöffel Rooibostee oder einen Teebeutel, übergießt ihn mit kochendem Wasser und lässt ihn – je nach gewünschter Intensität von Farbe und Geschmack – drei bis fünf Minuten oder noch länger ziehen. Dabei sollte man unbedingt den Deckel auf die Kanne legen, da die in dem Tee enthaltenen ätherischen Öle sonst verdampfen, was das Aroma beeinträchtigt.

▶ *Rotbuschtee erkennt man an seinen 3–4 mm langen, dünnen Blatt- und Zweigstückchen, zwischen denen sich meistens auch ein paar etwas dickere, holzige Aststücke befinden. Die Teeblätter nach dem Absieben bitte nicht wegwerfen – sie eignen sich gut als Blumendünger!*

Anschließend wird der Tee durch ein Sieb oder einen Teefilter abgeseiht. (Ein Tee-Ei ist weniger gut geeignet, weil die dünnen Rotbusch-Nadeln unter Umständen durch die Löcher des Tee-Eis hindurch in den Aufguss gelangen können.)

Rotbuschtee kann ohne Aromaeinbuße bis zu dreimal aufgegossen werden; der Vitamin-C-Gehalt ist beim zweiten und dritten Aufguss allerdings etwas geringer, da ein

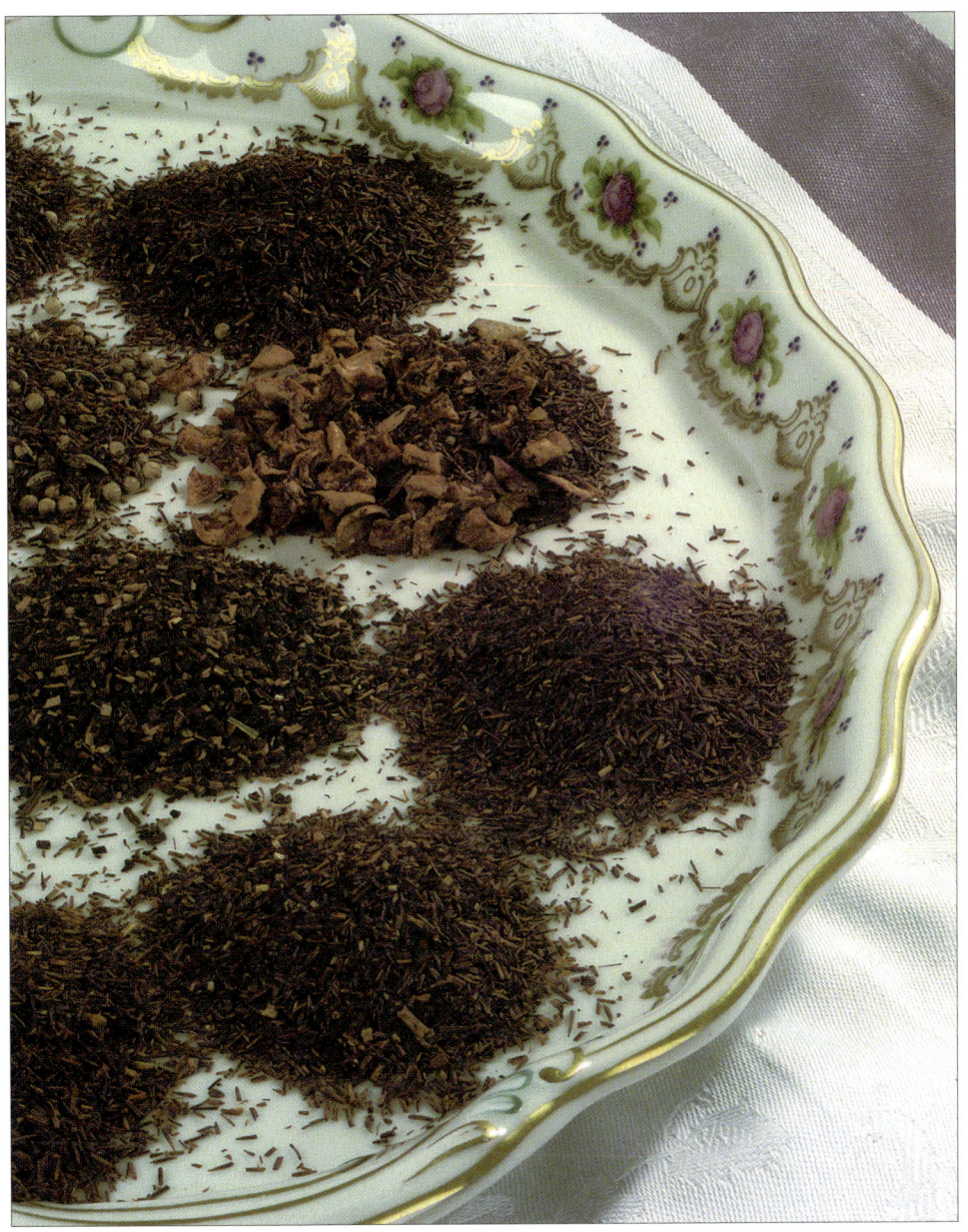

großer Teil des Vitamins schon beim ersten Aufgießen gelöst wird. Die nächsten beiden Aufgüsse braucht man nur noch ungefähr 30 Sekunden bis eine Minute lang ziehen zu lassen.

Warm schmeckt dieser Tee übrigens ebenso köstlich wie kalt; er eignet sich also auch als kühle Erfrischung an heißen Sommertagen. (Seine schöne Farbe und sein Aroma gehen durch das Abkühlen oder durch längeres Stehenlassen nicht verloren.)

Und jetzt kommt die gute Nachricht für Kalorienbewusste: Da Rooibos von Natur aus ein sehr mildes, fruchtig süßes Aroma hat, braucht er nicht unbedingt gesüßt zu werden. Wer mag, kann aber ruhig etwas Zucker oder Honig hinzufügen, um den süßen Geschmack noch ein wenig zu intensivieren. Man kann Rooibos auch mit Milch oder Sahne oder mit ein paar erfrischenden Spritzern Zitrone genießen. Wenn man ihn im Verhältnis 1 : 1 mit heißem Orangensaft mischt, erhält man einen köstli-

Unverwechselbar: der leuchtend rotbraune Aufguss, der an die Farbe des Sonnenuntergangs erinnert. Wegen dieser hübschen Farbe und seines fruchtig süßen Geschmacks eignet sich Rotbuschtee gut als Grundlage für Punschgetränke und Cocktails.

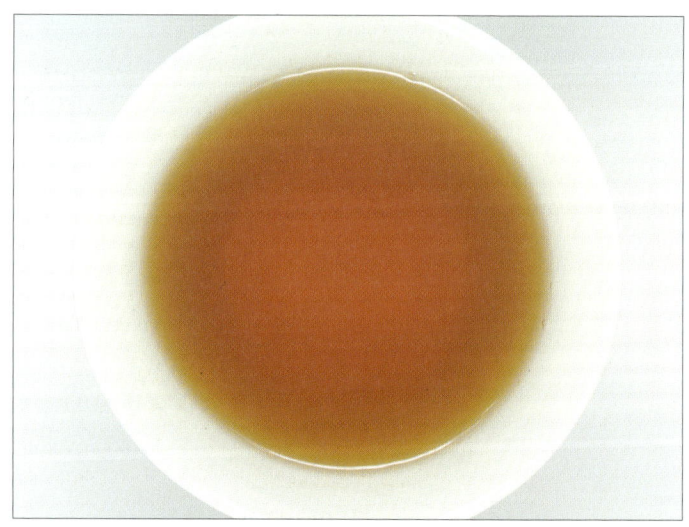

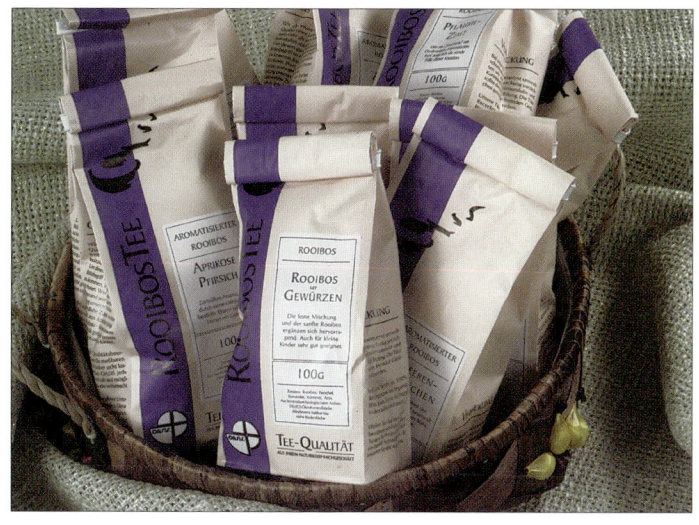

Mittlerweile gibt es Rotbuschtee in einer Vielfalt verschiedener Aromen – von Apfel bis Zitronengras.

chen alkoholfreien Punsch; im Sommer kann man das Gleiche mit kaltem Orangensaft tun und hat dann einen erfrischenden Sommerdrink. Geben Sie zusätzlich noch einen Schuss Champagner hinein, so entsteht ein verführerischer Cocktail, mit dem Sie Ihre Gäste bei der nächsten Party beeindrucken können. Rezepte für Punschgetränke, Cocktails und andere köstliche Drinks mit Rotbuschtee – mit und ohne Alkohol – finden Sie im letzten Kapitel unseres Buches.

Was man mit Rotbuschtee in der Küche alles anfangen kann

Man kann Rooibos aber nicht nur trinken, sondern auch viele andere Getränke und Gerichte – von Suppen und Saucen über Hauptgerichte bis hin zu köstlichen Desserts – damit aromatisieren. Das schmeckt nicht nur lecker, sondern ist auch wegen des hohen Gesundheits-

Nicht nur für Drinks, sondern auch als leckere, gesunde Zutat für Suppen, Saucen, Desserts und Gebäck kann man Rotbuschtee verwenden.

werts dieses Tees sehr zu empfehlen. Probieren Sie doch einmal folgende Rezepte und Küchentipps mit Rotbuschtee aus – Sie werden vom Ergebnis mit Sicherheit begeistert sein:

▶ Ersetzen Sie in einem Kochrezept Wasser oder Milch einfach durch Rotbuschtee! Sie können zum Beispiel Instant-Brühwürfel in dem Tee auflösen oder ihn als Zutat für eine leckere Sauce mit leicht fruchtigem Aroma verwenden.

▶ Nehmen Sie zum Brotbacken anstelle der angegebenen Wassermenge Rooibostee. Das Brot bekommt dadurch eine sehr schöne Farbe und gewinnt auch an Aroma. (Das geht übrigens auch mit süßem Gebäck.)

Rooibostee eignet sich auch hervorragend als Fleisch-Zartmacher – oder als Basis für ein Kompott aus Trockenobst.

▶ Da Rooibostee Fleisch zart macht, ist er auch eine ideale Grundlage für Suppen, Eintöpfe und Marinaden.

▶ Trockenobst kann man über Nacht in kaltem Rotbuschtee einweichen und es am nächsten Tag (eventuell unter Beigabe von Zimt oder Gewürznelken) in dem Tee kochen; das ergibt ein köstliches Kompott, bei dem man dank der natürlichen Süße des Rotbuschtees sogar auf Zucker verzichten kann.

▶ Auch Rotbuschtee-Eiswürfel sind eine wunderschöne Party-Überraschung – nicht nur wegen der leuchtenden Farbe, sondern auch wegen des Geschmacks!

34

Ein Tee – viele Geschmacksrichtungen

Rooibos Apfel-Zitrone:
eine Mischung, die angenehm erfrischend, aber nicht
sauer schmeckt.

Rooibos Ananas:
Das sanfte, süßsaure Ananas-Aroma harmoniert gut
mit dem lieblichen Geschmack von Rooibos.

Rooibos Lemongras:
mit Zitronengras. Wer es gern noch ein wenig erfri-
schender haben möchte, kann ein paar Tropfen Zitrone dazugeben!

Rooibos Orange-Zimt:
mit Zimtöl und Orangenschalen.

Rooibos Aprikose-Pfirsich:
Angenehm fruchtig mild im Geschmack.

Rooibos Heidelbeere:
Ein paar Tropfen Sahne runden das Beerenaroma ab.

Rooibos Wildkirsch:
Das mandelartige Amarena-Kirsch-Aroma ist die
ideale Ergänzung zur Süße des Rotbuschtees!

Rooibos Pflaume-Zimt:
würzig und sehr gut für die kalte Jahreszeit geeignet.

Rooibos African Queen:
mit köstlichen exotischen Fruchtaromen.

*Alle Teesorten sind er-
hältlich bei OASIS
(Adresse siehe An-
hang). Für die aromati-
sierten Tees werden
ausschließlich natürli-
che Aromen verwendet,
die entweder aus der
entsprechenden Frucht
oder aus anderen
Pflanzenteilen bzw.
Gewürzen gewonnen
wurden.*

Der Fantasie sind keine Grenzen gesetzt: Man kann Rotbuschtee mit Milch oder ein paar Tropfen Sahne genießen ...

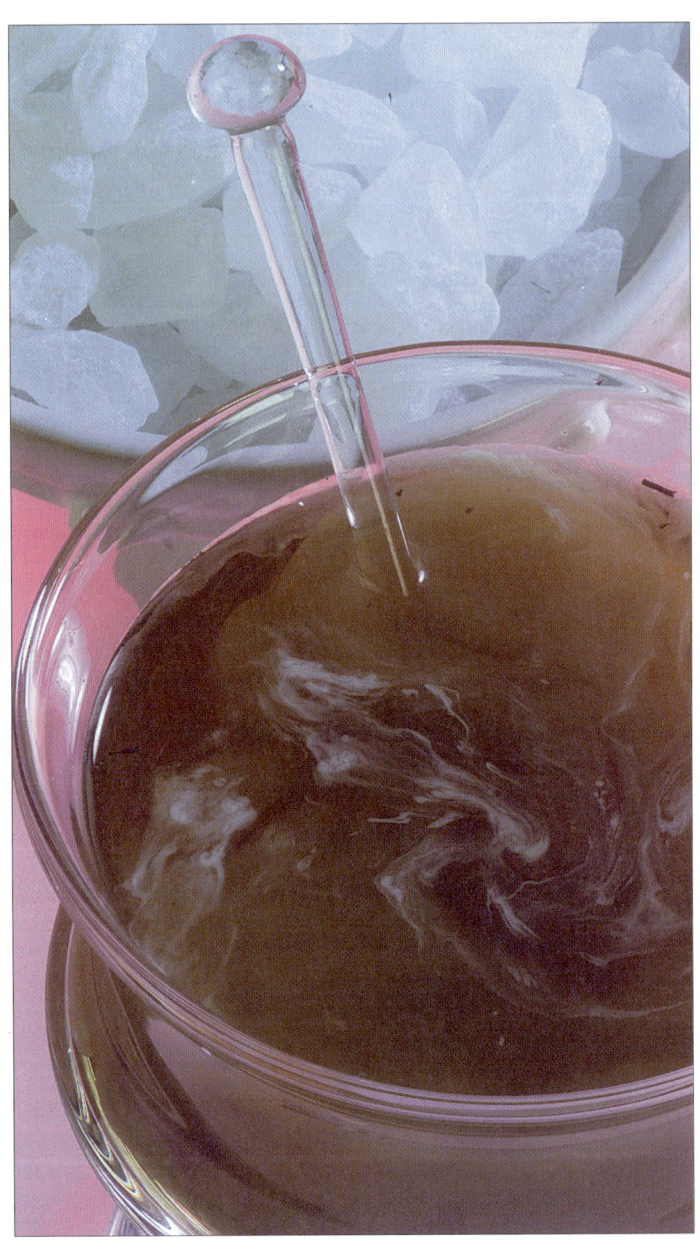

▶ *... oder ihn mit frisch gepressten Säften vermischen und einen vitaminreichen Sommerdrink (mit oder ohne Alkohol) daraus machen.*

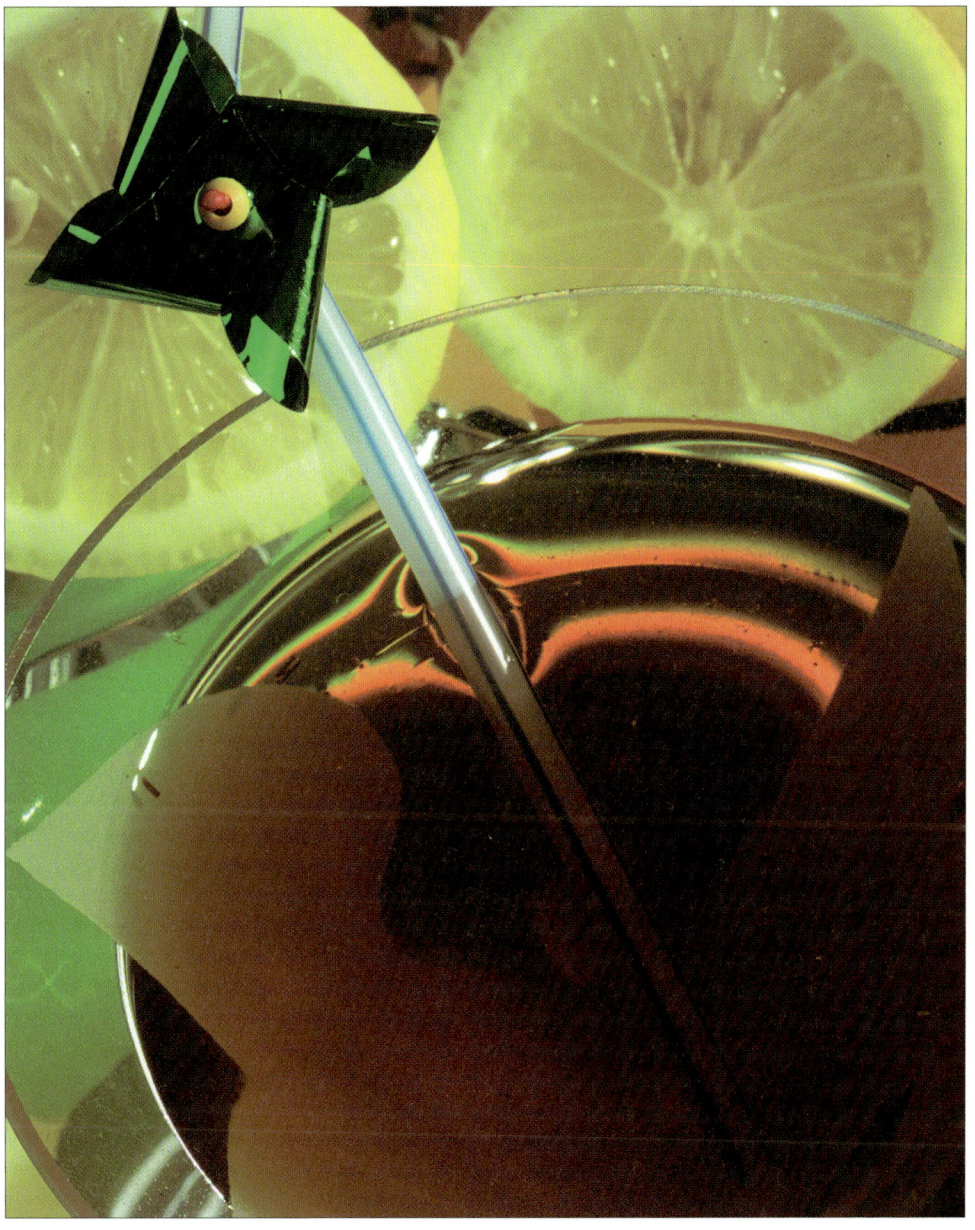

Rooibos Löwenpfote:
Der Rooibostee mit Erdbeer-Vanille-Aroma ist vor allem bei den kleinen Teefreunden sehr beliebt.

Rooibos Vanille:
schmeckt besonders gut mit einem kleinen Sahnehäubchen.

Rooibos Creme Caramel:
Auch zu dem Sahne-Karamell-Aroma dieses Tees passt ein Sahnehäubchen ganz ausgezeichnet!

Rooibos Kulari:
mit ätherischem Zimtöl.

Rooibos Starlight:
Der mit winterlichen Gewürzen verfeinerte Tee weckt Erinnerungen an leckeres Weihnachtsgebäck und passt natürlich auch am besten in die Vorweihnachts- oder Weihnachtszeit. Am besten mit Honig süßen.

Rooibos Gewürz:
Anis, Fenchel, Koriander und Kümmel wecken die Lebensgeister und bringen die Verdauung in Schwung.

▶ *Eine Party-Überraschung: exotischer Rooibostee-Cocktail mit Früchten.*

Rooibostee natur und Rooibostee „Lemongras" können sehr lange (bis zu 12 Monate) gelagert werden. Die aromatisierten Rooibos-Sorten dagegen sollte man am besten innerhalb von zwei bis drei Monaten verbrauchen, da die darin enthaltenen Aromen zum Teil sehr empfindlich sind. (Vor allem die Zitrusaromen können sich sehr rasch verflüchtigen.) Also lieber kleinere Mengen kaufen und öfter nachbestellen!

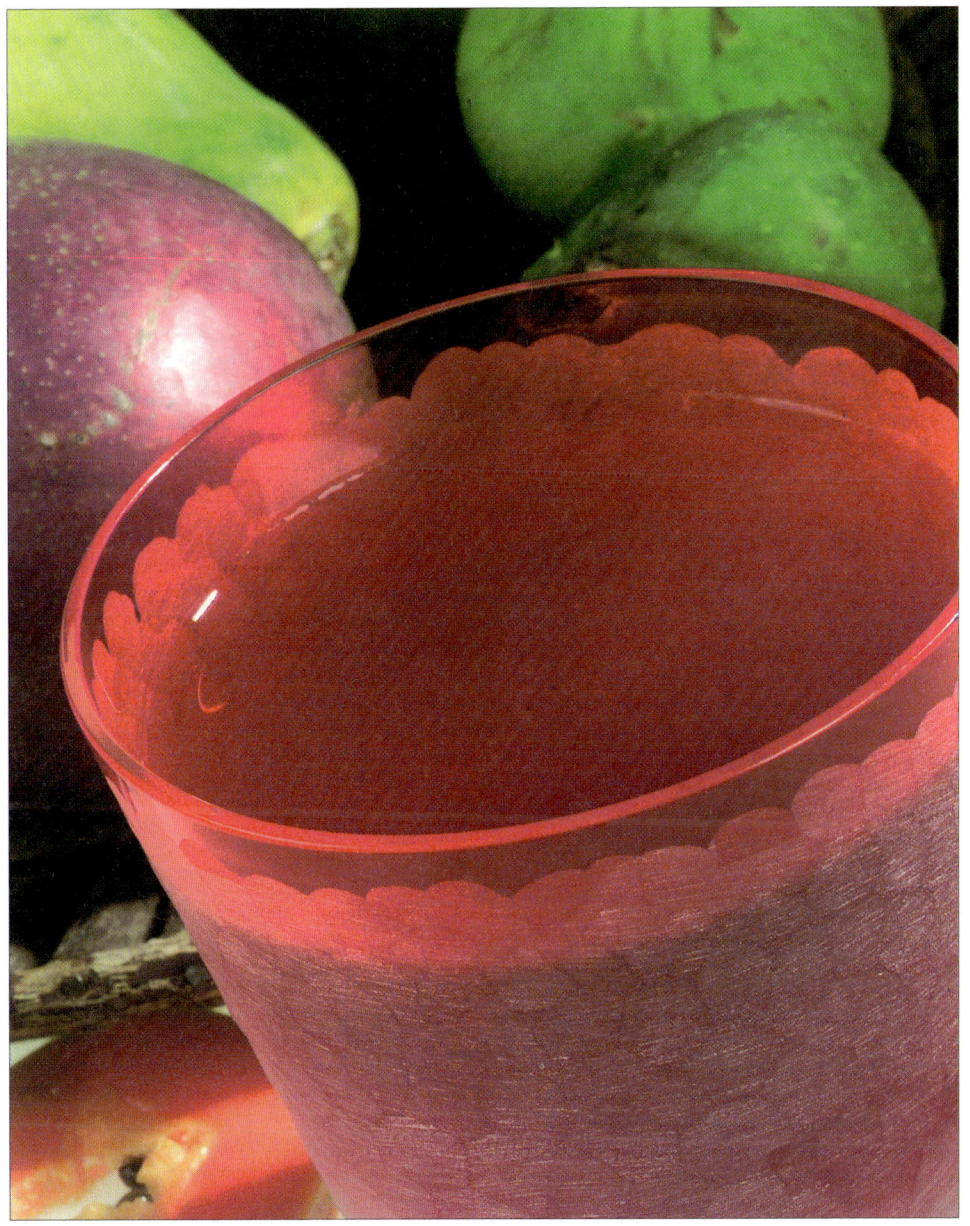

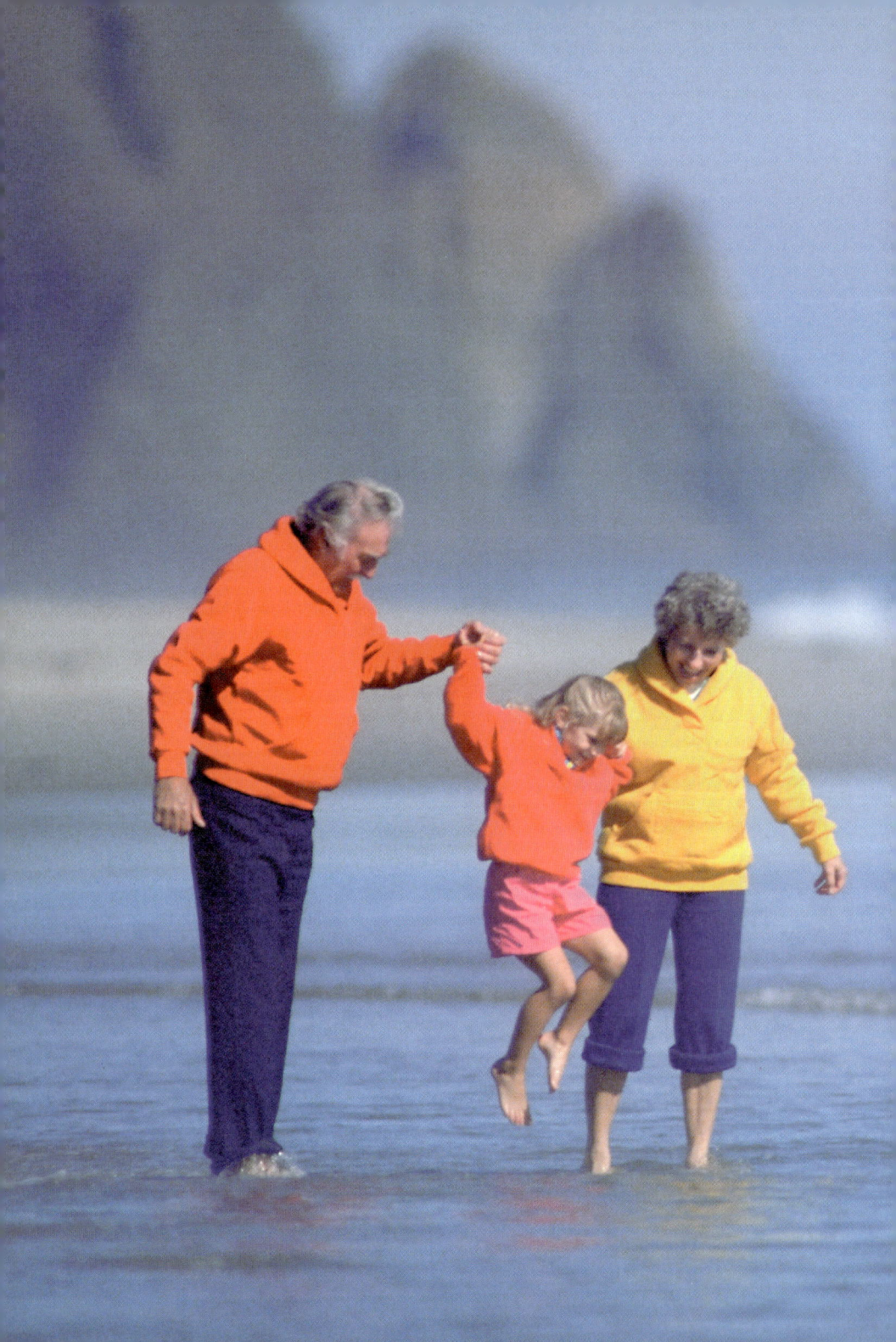

Gesund und vital bis ins hohe Alter

Nicht nur wegen seines angenehm fruchtigen, natürlich süßen Aromas, sondern auch wegen seiner vielen wertvollen Inhaltsstoffe und gesundheitsfördernden Wirkungen erfreut Rotbuschtee sich bei uns in letzter Zeit wachsender Beliebtheit. Man könnte diesen Tee fast schon als eine Art wohlschmeckender Medizin bezeichnen, denn er wirkt unter anderem gegen Allergien, Verdauungsstörungen, Nervosität, Schlaflosigkeit und Depressionen, beugt Krebs und Herz-Kreislauf-Erkrankungen vor und hält jung. Bei Babys vertreibt er die berüchtigten Dreimonatskoliken und äußerlich angewandt hilft er gegen viele Hauterkrankungen und -probleme.

Inzwischen sind die Inhaltsstoffe und gesundheitsfördernden Wirkungen des Rotbuschtees schon relativ gut erforscht; zahlreiche Untersuchungen und medizinische Studien wurden nicht nur an der Universität Stellenbosch in Südafrika, sondern auch in Japan und den USA durchgeführt.

Sie ergaben, dass Rooibos nicht nur einen ungeheuren Reichtum an wertvollen Mineralien und Spurenelementen enthält, sondern zusätzlich auch noch viele andere Substanzen (so genannte sekundäre Pflanzenstoffe), die für unsere Gesundheit von unschätzbarem Wert sind. Einer dieser Stoffe – das Aspalathin – kommt sogar ausschließlich in dieser Pflanze vor und wurde nach ihr benannt. (Der botanische Name des Rotbuschs lautet *Aspalathus linearis*.)

Durch den regelmäßigen Genuss von Rotbuschtee kann man Vitamin-C- und Mineralstoffmangel vorbeugen.

Der optimale Schutz vor freien Radikalen

Mit ca. 30 mg **Vitamin C** pro Tasse (200 ml) steht der Rotbuschtee den Zitrusfrüchten als Vitamin-C-Lieferant kaum nach. Er ist somit die ideale Vorbeugung gegen Grippe und Erkältung gerade im Winter, wenn einem nicht unbedingt der Sinn nach einem Glas kaltem Apfelsinen- oder Zitronensaft steht, sondern man sich bei klirrender Kälte lieber mit einer dampfenden Tasse Tee aufwärmen möchte.

Da wir im Gegensatz zu manchen Tieren dieses Vitamin nicht selbst in unserem Körper herstellen können, sind wir gezwungen, es unserem Organismus regelmäßig zuzuführen – und zwar nach Möglichkeit jeden Tag, denn schon wenn wir ein paar Tage lang mit Vitamin C unterversorgt sind, lassen unsere Abwehrkräfte nach. Dieses

Tiere haben es leichter als wir: Mit Ausnahme von Meerschweinchen, einigen Vogelarten und unseren Vorfahren, den Menschenaffen, können sie Vitamin C selbst herstellen.

Vitamin, das auch als Ascorbinsäure bezeichnet wird, stimuliert nämlich die Immunabwehrtätigkeit unserer weißen Blutkörperchen. Bei einer ausreichenden Versorgung mit Vitamin C ist das Risiko, eine Erkältung zu bekommen, um etwa 50 % geringer; allerdings sollte man schon vor Winterbeginn auf eine reichliche Vitamin-C-Zufuhr achten und nicht erst dann, wenn bereits eine Grippe-Epidemie ausgebrochen ist.

Neben einer ausreichenden Vitamin-C-Zufuhr stärken auch regelmäßige Saunabesuche (einmal wöchentlich – auch im Sommer!) das Abwehrsystem.

Daneben spielt Vitamin C eine wichtige Rolle bei der Synthese von Kollagen – jenem lebenswichtigen faserigen Protein, das am Aufbau unseres Bindegewebes beteiligt und für gesunde Haut, Knorpel, Knochen, Sehnen und Bänder sowie festes, kräftiges Zahnfleisch unerlässlich ist. Auch für ein gesundes, glückliches Seelenleben ist das Vitamin sehr wichtig, denn es regt die Produktion zahlreicher Hormone und Neurotransmitter an.

Neurotransmitter sind chemische Botenstoffe, die für die Weiterleitung von Nervenimpulsen zuständig sind.

Antioxidanzien: eine wichtige Waffe im Kampf gegen Krebs und Herz-Kreislauf-Erkrankungen

Vor allem aber brauchen wir Vitamin C deshalb so dringend, weil es zu den so genannten Antioxidanzien gehört – jenen Vitaminen, die freie Radikale in unserem Körper unschädlich machen und uns dadurch vor vielen lebensbedrohlichen Erkrankungen schützen.

Freie Radikale sind aggressive Sauerstoffverbindungen, die im Gegensatz zu anderen, „normalen" Molekülen über eine ungerade Zahl an Elektronen verfügen. Normalerweise sind Elektronen in einem Molekül immer paarweise vorhanden; die freien Radikale hingegen sind aufgrund des einen ungepaarten Elektrons, das sie besitzen, äußerst instabil und reaktionsfreudig. Sobald sie auf ein anderes, „vollständiges" Molekül mit lauter paarweisen Elektronen aufprallen, haben sie nichts Eiligeres zu tun, als mit diesem zu reagieren und ihm eines seiner Elektronen zu entreißen. Dadurch wird dieses Molekül seinerseits zum freien Radikal, das nun wiederum ein anderes Molekül angreift und ihm ein Elektron wegnimmt.

So entsteht eine Art Kettenreaktion, die für unsere Gesundheit verhängnisvolle Folgen hat: Denn durch diese chemischen Reaktionen, die intakte Moleküle in unseren Körperzellen zerstören, werden diese Zellen – die Zellwände und oft auch der Zellkern, der das Erbmaterial enthält – schwer geschädigt. Zellen können sogar entarten und zu Krebszellen werden, wenn durch die zerstörerische Aktivität freier Radikale das Erbgut verändert wird.

Auch die Entstehung von Herz-Kreislauf-Erkrankungen wird durch freie Radikale begünstigt: Denn wenn wir zu viel LDL-Cholesterin im Blut haben, lagert sich dieses an den Innenwänden unserer Arterien ab und verengt diese. Das ist die berüchtigte Arteriosklerose – ein Prozess, an dessen Ende häufig ein lebensbedrohlicher Herzinfarkt oder Schlaganfall steht. Dazu kommt es jedoch nur, wenn dieses LDL-Cholesterin vorher durch freie Radikale oxidiert wird.

Es gibt auch noch viele andere Erkrankungen, für deren Entstehung Mediziner inzwischen zumindest teilweise die heimtückischen freien Radikale verantwortlich machen: Dazu gehören unter anderem Alzheimer, grauer Star und Arthritis. Denn die gefährlichen instabilen Moleküle verändern nicht nur unser Erbgut und oxidieren das LDL-Cholesterin, sondern schädigen auch das Gewebe unserer Augenlinsen und zerstören unsere Gehirnzellen, die im Gegensatz zu anderen Zellen unseres Körpers nicht in der Lage sind, sich zu regenerieren. Auch beim

Man unterscheidet zwei Arten von Cholesterin: Das LDL-Cholesterin (= Lipoproteine niedriger Dichte) führt zu arteriosklerotischen Ablagerungen und erhöht damit das Risiko für Herzinfarkt und Schlaganfall. Das HDL-Cholesterin (= Lipoproteine hoher Dichte) dagegen schützt vor Herz-Kreislauf-Erkrankungen.

44

Alterungsprozess allgemein spielen freie Radikale eine wichtige Rolle: Durch die fortwährende Schädigung und Zerstörung unserer Zellen wird die Haut alt und faltig, das Immunsystem wird geschwächt, Vitalität und jugendliche Spannkraft lassen nach.

Woher kommen nun eigentlich diese freien Radikale? Die Antwort klingt vielleicht auf den ersten Blick ein wenig entmutigend, denn diese gefährlichen Moleküle attackieren uns förmlich von allen Seiten: Freie Radikale entstehen durch Umwelt- und Genussgifte, die wir einatmen (also Auto- und Industrieabgase, Zigarettenrauch usw.) oder einnehmen (z. B. Alkohol oder Giftstoffe in unserer Nahrung) und durch die UV-Strahlung der Sonne – schädliche Umwelteinflüsse, vor denen wir uns zumindest teilweise schützen können.

Leider entstehen die aggressiven Moleküle aber auch in jeder Sekunde unseres Lebens durch Stoffwechselprozesse in unserem Körper, ohne die wir gar nicht existieren könnten: Der Sauerstoff, den wir mit der Luft einatmen, reagiert in unserem Körper nämlich mit anderen chemischen Substanzen. Durch diese Oxidation werden Fette, Eiweiße und Zucker aus unserer Nahrung abgebaut und in lebenswichtige Energie umgesetzt. Dabei entstehen leider gleichzeitig auch die verhängnisvollen instabilen Moleküle. Bei intensiver sportlicher Aktivität oder sonstigem erhöhtem Energieverbrauch, Stress, Infektionen und anderen Erkrankungen entstehen besonders viele freie Radikale in unserem Organismus.

Zum Glück hat unser Körper aber auch eine wirkungsvolle Waffe gegen diese freien Radikale: Es gibt verschiedene körpereigene Enzyme, die die aggressiven Moleküle unschädlich machen. Diese reichen jedoch nicht aus, um der Dauerattacke Herr zu werden – vor allem nicht in un-

Grauer Star (Katarakt) ist eine meist bei älteren Menschen auftretende Trübung der Augenlinse, die durch Veränderungen der feinen Proteinfasern innerhalb dieser Linse entsteht. Man vermutet, dass freie Radikale bei diesem Prozess eine Rolle spielen. Er äußert sich durch einen fortschreitenden Verlust der Sehschärfe.

Faktoren, durch die ein Überschuss an freien Radikalen in unserem Körper entsteht

▶ **Umweltgifte und Schadstoffe**
Luftverschmutzung (Abgase), hohe Ozonwerte, Giftstoffe in unserem Trinkwasser, unserer Nahrung usw.

▶ **Genussgifte**
Alkohol, Zigaretten

▶ **intensive sportliche Betätigung und sonstige Aktivitäten mit besonders starker körperlicher Belastung**

▶ **bestimmte Erkrankungen**
fieberhafte Infektionen, chronische Entzündungen usw.

▶ **bestimmte Medikamente**
z. B. hohe Dosen Paracetamol

▶ **Strahlenbelastung**
Röntgenstrahlen, radioaktive Strahlen, UV-Strahlung der Sonne

Achtung Raucher: Bei einem einzigen Zug aus einer Zigarette entstehen Millionen freier Radikale bzw. werden vom Körper aufgenommen. Daher müssen Raucher ganz besonders auf eine gesunde, vitaminreiche Ernährung achten.

serer Zeit, die durch wachsender Umweltbelastung, zunehmenden Stress und oft auch durch eine ungesunde Lebensweise gekennzeichnet ist. Deshalb müssen wir unbedingt regelmäßig Antioxidanzien (in der Umgangssprache auch als „Radikalfänger" bezeichnet) mit der Nahrung zu uns nehmen. Eine wichtige Rolle spielen dabei vor allem Vitamine: Vitamin C und E und Betakarotin (die Vorstufe des Vitamins A, deshalb auch als Provitamin A bezeichnet) zählen zu den antioxidativen Vitaminen, die für die Gesunderhaltung unseres Organismus eine lebenswichtige Rolle spielen. Es ist sehr wichtig, dass wir immer genügend davon mit unserer täglichen Nahrung

Ein Teil des Betakarotins, das wir mit der Nahrung aufnehmen, wird im Darm zu Vitamin A umgewandelt. Deshalb bezeichnet man es auch als „Provitamin A".

Antioxidative Vitamine

▶ **Vitamin E**
Vor allem enthalten in: Weizenkeim-, Sonnenblumen-, Maiskeim-, Olivenöl, Leinsamen, Haselnüssen, Erdnüssen, Mandeln, Sonnenblumenkernen, Hering, Makrele, Krabben
Tagesbedarf bei Erwachsenen: 12 mg (Schwangere: 14 mg, Stillende: 17 mg)

▶ **Vitamin C**
Vor allem enthalten in: Zitrusfrüchten, Erdbeeren, schwarzen Johannisbeeren, Kiwis, Paprika, Brokkoli, Rosenkohl, Acerolakirschen, Hagebutten, Sanddornbeeren, Rotbuschtee, grünem Tee
Tagesbedarf bei Erwachsenen: 75 mg (Schwangere: 100 mg, Stillende: 125 mg)

▶ **Betakarotin**
Vor allem enthalten in: rotem Paprika, Mohrrüben, Aprikosen, Grünkohl, Spinat, Rosenkohl, Hagebutten, Sanddornbeeren, Honigmelonen, Mangos, Kakis, Papayas
Tagesbedarf bei Erwachsenen: 2–6 mg

Tipp: Betakarotin ist fettlöslich und kann daher nur vom Körper aufgenommen werden, wenn man gleichzeitig etwas Fett (einen Schuss Öl oder Sahne, Crème fraîche, Milch, Butter oder Margarine) zu sich nimmt.

aufnehmen, um uns vor Krebs, Herz-Kreislauf-Erkrankungen und anderen Krankheiten zu schützen, die durch die Einwirkung freier Radikale entstehen oder begünstigt werden.

Zwei Tassen Rotbuschtee decken fast schon den Tagesbedarf an Vitamin C

In Grippe- und Erkältungszeiten sollte man besonders viel Rotbuschtee trinken.

Durch regelmäßigen Genuss von Rotbuschtee können wir eine ganze Menge zu einer ausreichenden Vitamin-C-Zufuhr beitragen: Eine Tasse des Tees deckt mit 30 mg Vitamin C immerhin schon fast die Hälfte unseres Tagesbedarfs, der bei 75 mg liegt.

Allerdings ist diese empfohlene Tagesmenge nur ein grober Richtwert, denn bei vielen Menschen – beispielsweise bei schwangeren und stillenden Frauen, Rauchern

Mögliche Anzeichen eines Vitamin-C-Mangels sind: erhöhte Infektanfälligkeit, Müdigkeit, Lustlosigkeit, Abgeschlagenheit, Reizbarkeit und Neigung zu Depressionen, Gelenk- und Gliederschmerzen; bei länger bestehendem Mangel auch verstärkte Blutungsneigung (Zahnfleisch, Haut, Schleimhäute).

Wer hat einen erhöhten Vitamin-C-Bedarf?

▶ Schwangere Frauen (100 mg/Tag) und stillende Mütter (125 mg/Tag)

▶ Raucher (150 mg/Tag)

▶ Menschen, die ständig unter Stress stehen

▶ Menschen, die an einer Verbrennung oder Infektionskrankheit leiden oder gerade eine Operation hinter sich haben

▶ ältere Menschen (nachlassendes Immunsystem, erhöhte Infektanfälligkeit!)

und Stressgeplagten – ist der Vitamin-C-Bedarf stark erhöht. Raucher sollten laut Studien der Universität Gießen täglich sogar mindestens 150 mg Vitamin C zu sich nehmen, um ihr Krebsrisiko zu senken, denn sie haben einen besonders hohen Vitamin-C-Verbrauch. (Ein großer Teil des Vitamins, das sie mit der Nahrung aufnehmen, wird bei ihnen dafür gebraucht, die freien Radikale aus dem Zigarettenrauch unschädlich zu machen.) Auch bei Infektionserkrankungen wie beispielsweise Grippe und Erkältung ist der Vitamin-C-Bedarf erhöht.

Allerdings enthält der erste Rotbusch-Aufguss am meisten von dem Vitamin; wer den Tee also vor allem wegen seines hohen Vitamin C-Gehalts – beispielsweise zur Infektabwehr – trinkt, sollte ihn lieber nur ein einziges Mal aufgießen und auch nicht zu lange stehen lassen oder gar warm halten, sondern lieber rasch trinken; denn Vitamin C ist ein sehr flüchtiges Vitamin, das sich bei Licht-, Hitze- und Sauerstoffeinwirkung rasch „aus dem Staub macht".

Freilich kann man den Rotbuschtee vitaminmäßig „aufwerten", indem man ihn zu gleichen Teilen mit Orangensaft vermischt oder mit ein paar Spritzern Zitronensaft anreichert – vor allem in Stress- und Grippezeiten eine „Vitaminspritze", die einem garantiert rasch wieder auf die Beine hilft.

Am besten ist es, die Vitamin-C-Zufuhr in kleinen Portionen über den ganzen Tag zu verteilen, da der Körper immer nur geringe Mengen von dem Vitamin aufnehmen und verwerten kann. Also: zwischendurch öfter mal ein Stück Obst essen oder eine Tasse Rotbuschtee trinken!

Unser körpereigener Radikalfänger: Superoxiddismutase

Eines unserer körpereigenen Enzyme, die den freien Radikalen das Leben schwer machen, indem sie sie gnadenlos attackieren und zerstören, wo immer sie sie finden, ist die Superoxiddismutase (SOD). Doch wenn unser

Etwa ab dem 40. Lebensjahr lässt die Produktion des körpereigenen antioxidativen Enzyms Superoxiddismutase nach. Deshalb muss man, wenn man älter wird, ganz besonders auf eine gesunde Ernährung mit vielen antioxidativen Vitaminen und anderen „Radikalfängern" achten.

Körper von zu vielen freien Radikalen überschwemmt wird, reicht diese körpereigene Waffe nicht mehr aus, um sie alle unschädlich zu machen.

Ähnliches passiert, wenn wir älter werden: Ab einem Alter von etwa 40 Jahren wird es kritisch, denn dann bildet unser Körper nicht mehr genügend Superoxiddismutase, und die freien Radikale können viel ungehinderter an ihr zerstörerisches Werk gehen. Wissenschaftler vermuten, dass aus diesem Grund viele Erkrankungen, an deren Entstehung freie Radikale beteiligt sind – beispielsweise Krebs, Herzinfarkt und Schlaganfall – meistens erst dann auftreten, wenn wir das 40. Lebensjahr überschritten haben.

Japanische Wissenschaftler haben festgestellt, dass Rooibostee sekundäre Pflanzenstoffe enthält, die in unserem Körper eine ähnliche Wirkung entfalten wie dieses lebenswichtige Enzym: nämlich die Flavonoide Aspalathin und Nothofagin. Das Aspalathin ist ausschließlich in dieser Pflanze enthalten und wurde erst in den letzten Jahren näher erforscht.

Sekundäre Pflanzenstoffe – ein wertvolles Geschenk der Natur an uns

Erst seit einiger Zeit werden die sekundären Pflanzenstoffe näher erforscht – und man entdeckt immer wieder neue: beispielsweise das Aspalathin im Rotbuschtee.

Erst seit einiger Zeit weiß man, dass Pflanzen außer Vitaminen, Mineralstoffen und Spurenelementen auch noch eine ganze Reihe anderer wertvoller Substanzen mit vielfältigen gesundheitsfördernden Wirkungen enthalten. „Sekundäre Pflanzenstoffe" ist ein Sammelbegriff für verschiedene Stoffe, die in unserer pflanzlichen Nahrung (Obst, Gemüse, Salaten, Getreide, Hülsenfrüchten, Nüssen und Kernen) vorkommen und die Fähigkeit haben, uns vor zum Teil lebensbedrohlichen Krankheiten zu bewahren: Sie beugen Krebs vor, bekämpfen Viren und Bakterien, senken den Blutdruck und schützen vor Herzinfarkt und Schlaganfall. Schon allein aus diesem Grund ist es wichtig, pflanzlicher Nahrung auf unserem täglichen Speiseplan einen breiten Raum einzuräumen und dabei auch auf möglichst viel Abwechslung zu achten: Denn in jeder Pflanze sind andere wertvolle Substanzen enthalten.

Dass man mit einer an Obst und Gemüse reichen Ernährung Krebs vorbeugen kann, ist nicht nur auf die darin enthaltenen Vitamine, sondern auch auf die sekundären Pflanzenstoffe zurückzuführen.

Unter den sekundären Pflanzenstoffen sind auch einige äußerst wirksame Antioxidanzien, die die Vitamine C, E und Betakarotin in ihrer Wirkung zum Teil sogar noch übertreffen. Rotbuschtee enthält gleich mehrere solcher antioxidativen Substanzen:

▶ die bereits erwähnten sekundären Pflanzenstoffe **Aspalathin** und **Nothofagin**
▶ **Luteolin,** eine weitere sehr wirksame Substanz
▶ **Quercetin,** den sekundären Pflanzenstoff, der in unseren Nahrungspflanzen am häufigsten vorkommt (er ist z. B. auch in Zwiebeln und Weintrauben enthalten).

Es wurden bereits verschiedene Versuche mit Extrakten dieser Pflanzenstoffe aus Rooibostee durchgeführt, die ihre starke antioxidative Wirkung belegen.

Geistig fit – auch im Alter

Unser Zentralnervensystem ist besonders „anfällig" für die Attacken freier Radikale, da Nervenzellen sehr viele ungesättigte Fettsäuren enthalten, die besonders leicht durch Oxidationsprozesse geschädigt werden. Wissenschaftler nehmen an, dass dies einer der Gründe ist, warum die Leistungsfähigkeit des menschlichen Gehirns im Alter nachlässt. Denn dann sind unsere körpereigenen Verteidigungssysteme gegen freie Radikale nicht mehr so leistungsstark – mit der verhängnisvollen Konsequenz, dass mehr von diesen Radikalen in unserem Körper ihr Unwesen treiben und vor allem im Gehirn Schaden anrichten können. Typische Alterskrankheiten wie Alzheimer und Parkinson sind wahrscheinlich zumindest teilweise auf diese Oxidationsprozesse zurückzuführen.

Tierversuche deuten darauf hin, dass der regelmäßige Genuss von Rotbuschtee wahrscheinlich sogar vor dem altersbedingten Nachlassen unserer Gedächtnisleistung und vor Alzheimer und der Parkinson-Krankheit schützen können.

Eine 1995 in Japan durchgeführte Studie hat inzwischen gezeigt, dass Rooibostee diesen Alterungsprozess unseres Gehirns aufhalten kann. In diesem Versuch gab man einer Gruppe drei Monate alter Ratten nur Wasser, den anderen Ratten nur Rotbuschtee zu trinken. Nach zwei Jahren wies das Gehirn der Ratten, die Rotbuschtee bekommen hatten, viel weniger oxidative Schäden auf als das der anderen Tiere.

Eine gute Vorbeugung gegen Mineralstoffmangel

Rotbuschtee hat einen so hohen Gehalt an lebenswichtigen Mineralstoffen und Spurenelementen, dass man Mangelerscheinungen damit wirksam vorbeugen kann. Besonders hoch ist der Eisen- und Fluorgehalt.

Eisenmangel – bei uns weiter verbreitet, als man denkt

Eisenmangel gehört bei uns zu den häufigsten Mangelkrankheiten: Etwa 5 % aller Deutschen leiden daran.

Eisen ist ein lebenswichtiges Spurenelement: Wir brauchen es nicht nur als Baustein verschiedener Enzyme, die für die Entgiftung unseres Körpers verantwortlich sind, sondern vor allem auch als Bestandteil unseres roten Blutfarbstoffs, des Hämoglobins. Dieses Hämoglobin hat die Aufgabe, den Sauerstoff aus der Lunge in alle unsere Zellen zu transportieren. Eisen ist somit für die Sauerstoffversorgung unseres Körpers unerlässlich.

Bei Eisenmangel kommt es zu ständiger Müdigkeit, Abgeschlagenheit und Appetitlosigkeit; man ist blass, hat häufig Kopfschmerzen, ist anfällig für Infektionen, nervös und reizbar. Jugendliche und erwachsene Männer brauchen pro Tag 12 mg Eisen; Frauen haben einen höheren Bedarf (18 mg/Tag), da sie durch die monatliche Menstruation viel Blut verlieren.

Normalerweise könnten wir die erforderliche Tagesmenge an Eisen leicht mit der Nahrung aufnehmen. Das Problem liegt aber darin, dass unser Körper nur einen relativ kleinen Teil des Nahrungseisens verwertet, da Eisen nicht aus allen Nahrungsmitteln gleich gut resorbiert werden kann. Eisen geht nämlich mit verschiedenen Nahrungsbestandteilen chemische Reaktionen ein, bei denen schwer resorbierbare Eisenverbindungen entste-

Ein rotes Blutkörperchen hat nur eine Lebensdauer von ca. 120 Tagen. Unser Knochenmark kann aber nur dann genügend Nachschub an roten Blutkörperchen bilden, wenn ausreichend Eisen im Körper vorhanden ist. Bei Eisenmangel droht Blutarmut.

Wer hat einen erhöhten Eisenbedarf?

▶ **Frauen**
im Alter von 19 bis 50 Jahren, vor allem Frauen mit starken Regelblutungen, Schwangere und Stillende

▶ **Menschen mit erhöhtem Blutverlust**
z. B. durch regelmäßiges Blutspenden, Unfall oder Operation, Blutungen in Magen oder Darm

▶ **Leistungssportler, Bergsteiger**

Mithilfe einer Blutuntersuchung lässt Eisenmangel sich leicht feststellen.

Der früher als wichtiger Eisenlieferant gepriesene Spinat ist, wie man inzwischen weiß, als Eisenquelle in Wirklichkeit denkbar ungeeignet, da sein Eisen an Oxalsäure gebunden ist und nur zu einem geringen Teil verwertet werden kann.

hen. So lässt sich Eisen beispielsweise schlechter aufnehmen, wenn man gleichzeitig Nahrungsmittel zu sich nimmt, die folgende Substanzen enthalten:

▶ Phytinsäure (z. B. in Getreide, Reis, Soja)
▶ Oxalsäure (z. B. in Spinat und Rhabarber)
▶ Alginate (in Speiseeis, Puddingpulver, aber auch in Instant-Suppen)
▶ Tannine (Gerbstoffe – z. B. in Kaffee, Schwarztee und anderen Teesorten.

Aus Fleisch lässt Eisen sich am besten (zu etwa 20 %) resorbieren; aus einer vegetarischen Nahrung werden dagegen nur ungefähr 5 % des Eisens aufgenommen. Deshalb müssen Vegetarier ganz besonders auf eine an Eisen reiche Ernährung achten. Rotbuschtee ist für sie das ideale Getränk: Denn dadurch, dass er im Gegensatz zu Schwarztee und Kaffee nur einen sehr geringen Tanningehalt hat, behindert er die Eisenaufnahme aus der Nahrung nicht.

Wer an Eisenmangel leidet, sollte nicht zu viel Schwarztee oder Kaffee trinken: Denn die darin enthaltenen Tannine gehen mit dem Eisen aus der Nahrung eine Verbindung ein, die der menschliche Körper nicht auflösen kann. Rotbuschtee ist für Menschen mit Eisenmangel die bessere Alternative!

Im Vergleich zum Tanningehalt des Schwarztees (ca. 7–15 %) ist der des Rotbuschtees mit ungefähr 4,4–6 % so verschwindend gering, dass er die Eisenresorption praktisch nicht beeinträchtigt; dies wurde inzwischen sogar in einer medizinischen Studie nachgewiesen. Im Gegenteil: Durch seinen hohen Vitamin-C-Gehalt unterstützt Rotbuschtee die Eisenresorption sogar noch; denn dieses Vitamin hilft dem Organismus, Eisen aus pflanzlicher Nahrung besser aufzunehmen. Deshalb sollten Menschen mit Eisenmangel – insbesondere Vegetarier – Rotbuschtee auch zu den Mahlzeiten trinken.

Außerdem enthält Rotbuschtee selbst Eisen (0,07 mg pro Tasse) und außerdem **Kupfer**, das für die Blutbildung ebenso wichtig ist: Denn dieses Spurenelement ist für die Mobilisierung des Eisens im Stoffwechsel zuständig. Ohne Kupfer stünde das Eisen gar nicht für den Aufbau des Blutfarbstoffs Hämoglobin zur Verfügung. Deshalb kann durch Kupfermangel ebenso Blutarmut entstehen wie durch Eisenmangel. Außerdem spielt Kupfer eine wichtige Rolle für das Zellwachstum, den Aufbau unserer Knochen und Nerven, unseren Eiweißstoffwechsel und den Pigmentstoffwechsel in Haut und Haaren. Unser Tagesbedarf liegt bei 2–4 mg; eine Tasse Rotbuschtee liefert 0,07 mg.

Dem geringen Tanningehalt verdankt Rooibos auch sein süßes Aroma; denn Tannine lassen Tee und Kaffee bitter schmecken. Rotbuschtee befriedigt das menschliche Verlangen nach Süßem, ohne dick zu machen, denn er braucht nicht zusätzlich gesüßt zu werden. Daher ist er das ideale Getränk für eine Gewichtsreduktionsdiät!

Gesunde Zähne durch Rotbuschtee

Rotbuschtee enthält auch **Fluor**, das für ein gesundes Knochenwachstum wichtig ist und außerdem den Zahnschmelz festigt. Unser Tagesbedarf an Fluor liegt bei etwa 1 mg (Kinder: je nach Alter 0,25–075 mg). Eine Tasse Rooibostee deckt mit einem Fluorgehalt von 0,22 mg immerhin schon einen beachtlichen Teil dieses Bedarfs und ist daher gerade für Kinder zur Kariesvorbeugung wichtig.

Als weiterer positiver Faktor kommt hinzu, dass der Tee von Natur aus süß schmeckt und daher nicht gesüßt zu werden braucht – Zucker ist der größte Feind unseres Zahnschmelzes!

Zudem enthält Rotbusch in geringeren Mengen auch noch etliche andere Mineralien und Spurenelemente:

► **Kalium** (wichtig nicht nur für Herz-, Muskel- und Nerventätigkeit sondern auch für die Steuerung des Säure-Basen-Haushalts)

► **Kalzium** (für starke Zähne und Knochen – eine ausreichende Zufuhr ist wichtig zur Vorbeugung gegen Osteoporose)

Das im Rotbuschtee enthaltene Vitamin C verbessert nicht nur die Eisen-, sondern auch die Kalziumaufnahme.

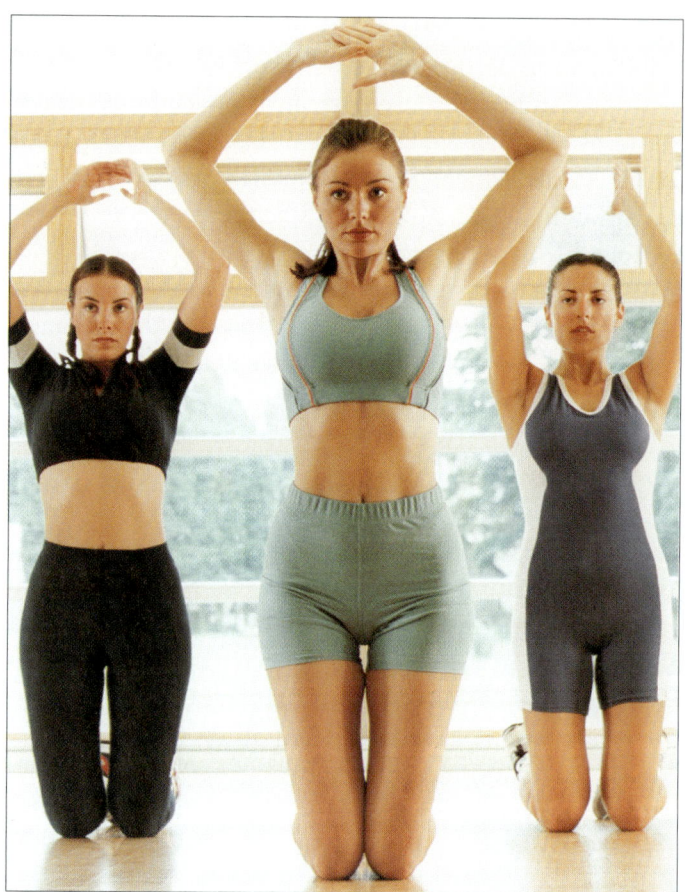

Aufgrund seines hohen Mineraliengehalts ist Rotbuschtee gut als Getränk für Sportler geeignet, die durch das Schwitzen viele wichtige Mineralstoffe verlieren.

▶ **Zink** (für Wachstum, Wundheilung, ein starkes Immunsystem und ein gesundes Sexualleben)

▶ **Magnesium** (verbessert die Herzleistung, beugt Muskelkrämpfen, Herzinfarkt und Schlaganfall vor, stärkt Knochen und Zähne und lindert Stress)

▶ **Mangan** (aktiviert verschiedene Enzyme, ist an der Entgiftung des Körpers beteiligt und stärkt die Abwehrkräfte)

Die wichtigsten Inhaltsstoffe des Rotbuschtees

	in 1 Tasse (200 ml) Rotbuschtee enthaltene Menge	Tagesbedarf
Vitamin C	30 mg	Jugendliche und Erwachsene: 75 mg Schwangere: 100 mg Stillende: 125 mg Raucher: ca. 150 mg
Eisen	0,07 mg	Jugendliche und Erwachsene (Männer): 12 mg Frauen (19–50 Jahre): 18 mg Schwangere: 19 mg Stillende: 16 mg Frauen nach den Wechseljahren: 12 mg
Kupfer	0,07 mg	Kinder: 1–2 mg Erwachsene: 2–4 mg
Fluor	0,22 mg	Kleinkinder: 0,25 mg Kinder (1–3 Jahre): 0,25–0,5 mg Kinder (4–9 Jahre): 0,75 mg Jugendliche und Erwachsene: 1 mg
Kalium	7,12 mg	Jugendliche und Erwachsene: 3–4 g
Kalzium	1,09 mg	Kinder (1–6 Jahre): 600–700 mg Kinder (7–9 Jahre): 800 mg Kinder (10–14 Jahre): 900–1000 mg

Die wichtigsten Inhaltsstoffe des Rotbuschtees

	in 1 Tasse (200 ml) Rotbuschtee enthaltene Menge	Tagesbedarf
Kalzium	1,09 mg	Jugendliche und Erwachsene: 800–900 mg Schwangere und Stillende: 1200 mg Frauen nach den Wechseljahren: 1500 mg
Zink	0,04 mg	Kinder (1–6 Jahre): 8–10 mg Kinder (7–12 Jahre) 10–12 mg Kinder (13–14 Jahre), Jugendliche und Erwachsene: 15 mg Schwangere: 20 mg Stillende: 25 mg
Magnesium	1,57 mg	Kinder (1–3 Jahre): 165 mg Kinder (4–11 Jahre): 190 mg Kinder (12–14 Jahre), Jugendliche und Erwachsene: 285–350 mg Schwangere: 450 mg Stillende: 370–480 mg
Mangan	0,04 mg	2–5 mg

Eine wahre Wundermedizin gegen Allergien

Im Jahr 1968 machte eine junge Südafrikanerin namens Annique Theron eine erstaunliche Entdeckung: Ihr 14 Monate altes Töchterchen Lorinda litt unter schweren Koliken, schrie ständig und konnte auch kaum Nahrung bei sich behalten, sondern erbrach mindestens dreimal am Tag. Eines Tages mischte die durch schlaflose Nächte und die dauernde Sorge um das Kind geplagte Frau ihrer kleinen Tochter ein wenig heißen Rotbuschtee in das Milchfläschchen, da die Milch schon kalt geworden war.

Überrascht beobachtete sie, dass das Befinden des Babys sich dadurch schlagartig verbesserte: Es erbrach nicht mehr und schlief in der darauf folgenden Nacht drei Stunden lang komplett durch – was normalerweise

Durch Zufall entdeckte eine junge Frau, dass Rotbuschtee – das Nationalgetränk der Südafrikaner – hervorragend gegen Darmkoliken und Nahrungsmittelallergien wirkt.

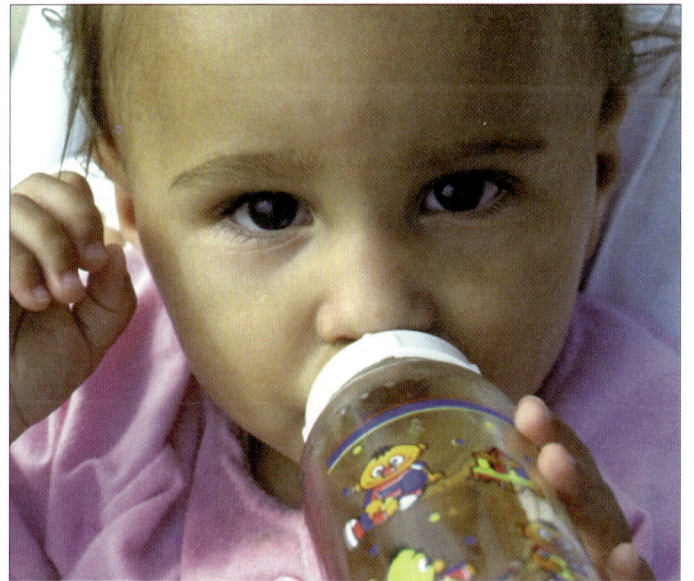

Die Rettung für viele genervte Eltern: Rotbuschtee hilft gegen Dreimonatskoliken und Nahrungsmittelallergien – und wird von den Kindern wegen seines süßen Geschmacks meist auch sehr gern getrunken.

59

Albtraum aller Mütter: Dreimonatskoliken

Viele Babys leiden im Alter von bis vier Monaten (manchmal auch bis zu sechs Monaten) an den gefürchteten Dreimonatskoliken: Sie beginnen entweder nach jeder Mahlzeit oder häufig auch in den Abendstunden zu schreien und ziehen dabei die Beine an den Bauch. Oft entweichen dabei auch Blähungen.

Bei Koliken hilft es, den Bauch des Kindes warm zu halten und sanft im Uhrzeigersinn zu massieren.

Ursache für diese zwar harmlosen, aber für die Kinder sehr schmerzhaften und für die Eltern nervenaufreibenden Koliken sind meist Blähungen, die wohl darauf zurückzuführen sind, dass die Verdauungsorgane des Babys noch nicht ganz ausgereift sind und es daher verstärkt zu Luftansammlungen im Darm kommt. Auch Allergien (z. B. gegen Kuhmilch) können schuld sein.

Zwar verschwinden die Koliken nach drei Monaten (wie der Name schon sagt) meistens von selbst wieder; man kann aber – außer seinem Kind Rotbuschtee zu verabreichen – auch noch einiges andere dagegen tun: Mütter, die ihre Kinder stillen, sollten in dieser Zeit möglichst keine blähenden Speisen (z. B. Kohl, Hülsenfrüchte) zu sich nehmen. Wer sein Kind mit der Flasche füttert, sollte darauf achten, dass sich nicht zu viele Schaumblasen vom Umrühren und Schütteln in der Milch befinden, und sie notfalls vor dem Füttern lieber noch ein bisschen stehen lassen. Achten Sie auch darauf, dass Ihr Kind nicht zu hastig trinkt: 15 bis 20 Minuten sollte die Mahlzeit schon dauern.

Es gehen stets Bestandteile der mütterlichen Nahrung in die Muttermilch über. Deshalb sollten stillende Mütter nach Möglichkeit keine blähenden Speisen essen, wenn ihr Kind zu Koliken neigt.

eine Seltenheit war. Daraufhin gab Annique Theron dem Kind weiterhin regelmäßig Rotbuschtee ins Fläschchen. Die Koliken des kleinen Mädchens ließen von Tag zu Tag immer mehr nach, bis es nach ein paar Wochen schließlich völlig geheilt war.

Annique Theron beschloss, auch anderen Müttern zu helfen, die ähnliche Probleme mit ihren Kindern hatten. 18 Frauen probierten den Rotbuschtee an ihren Babys aus – mit ähnlich positivem Ergebnis: Bei manchen Kindern verschwanden die Beschwerden sogar schon innerhalb von ein paar Tagen. Die erstaunliche Entdeckung sprach sich rasch herum und bald kurierten Tausende von Müttern ihre Babys, die an Koliken oder Allergien gegen Nahrungsmittel litten, mit Rotbuschtee. Aber auch viele Erwachsene stellten fest, dass ihre Allergien (Heuschnupfen, Asthma, Ekzeme, Nahrungsmittelallergien) sich durch regelmäßigen Genuss des Tees besserten oder sogar völlig verschwanden.

Da Rotbuschtee reich an Vitamin C und lebenswichtigen Mineralien und Spurenelementen (und völlig frei von Zusatzstoffen) ist, kann man seinem Baby nur etwas Gutes tun, wenn man es damit füttert.

Rotbuschtee für Babys mit kolikartigen Bauchschmerzen

Man kann den Tee pur in die Flasche geben oder zu gleichen Teilen mit Milch, Milchersatz oder Saft mischen. Nur warm muss das Getränk sein! Wenn eine besonders intensive Wirkung erwünscht ist, kann man den Tee auch in kaltes Wasser geben, dieses zum Kochen bringen und etwa 10–20 Minuten sprudelnd kochen lassen. Falls sich die Beschwerden des Kindes nicht gleich am ersten Tag legen – Geduld haben: Es kann schon ein paar Tage dauern, bis sich die Wirkung zeigt.

Da der Tee angenehm süß schmeckt, trinken Babys und Kleinkinder ihn gern – ganz im Gegensatz zu dem Anis-Kümmel-Fenchel-Tee, den Ärzte normalerweise bei kolikartigen Bauchschmerzen empfehlen.

Worauf ist die allergiehemmende Wirkung zurückzuführen?

Medizinische Studien haben inzwischen Klarheit darüber erbracht, warum Rotbuschtee so gut gegen Koliken und Allergien wirkt: Auch hierfür sind die bereits erwähnten sekundären Pflanzenstoffe verantwortlich. Rotbuschtee enthält gleich zwei Substanzen, die allergiehemmend wirken: **Aspalathin** und **Quercetin**. Die beiden Stoffe haben gleichzeitig auch noch eine spasmolytische (krampflösende) Wirkung. Daher hilft Rotbuschtee ganz allgemein bei krampfartigen Bauchschmerzen – nicht nur Säuglinge mit ihren Dreimonatskoliken, sondern auch Erwachsene können von der Wirkung profitieren.

Rotbuschtee hilft nicht nur bei Nahrungsmittelallergien, sondern oft auch bei anderen allergischen Beschwerden.

Klinische Beobachtungen haben gezeigt, dass der Tee bei Nahrungsmittelallergien am besten wirkt. Doch in vielen Fällen lassen sich auch bei anderen Allergien (z. B. Heuschnupfen, Hausstauballergie, allergisch bedingten Asthmaanfällen und Ekzemen) mit Rotbusch gute Erfolge erzielen.

Balsam für die Verdauungsorgane

Da Rotbuschtee kein Koffein und nur wenig Tannin enthält, wird er auch von Menschen mit empfindlichem Magen gut vertragen. Er hilft gegen Bauchschmerzen, Magenverstimmungen, Sodbrennen und Übelkeit. Einige der in diesem Tee enthaltenen sekundären Pflanzenstoffe wirken gegen Viren und Bakterien; daher verschafft der Tee bei Darminfekten mit Durchfall rasch Linderung. Das bereits erwähnte Quercetin beugt sogar der Entstehung von Darmkrebs vor!

Was Rotbuschtee sonst noch alles kann

▶ Mehrere Inhaltsstoffe des Rotbuschtees tragen zur Senkung des Blutzuckerspiegels bei. Daher eignet der Tee sich hervorragend als Getränk für Diabetiker.

▶ Rotbuschtee beugt Leberschäden vor.

▶ Er hat eine beruhigende und schlaffördernde Wirkung und hilft daher gegen Nervosität, Stress, Ängste, psychisch bedingte Kopfschmerzen und Schlafstörungen. Sogar leichte bis mittelschwere Depressionen lassen sich durch regelmäßigen Genuss von Rotbuschtee lindern. Chemische Untersuchungen haben gezeigt, dass Rotbuschtee sekundäre Pflanzenstoffe enthält, die auch im Johanniskraut zu finden sind.

▶ Ein anderer im Rotbuschtee enthaltener Biostoff – das **Rutin** – ist nicht nur ein sehr wirksamer Radikalfänger, sondern hilft außerdem gegen Durchblutungsstörungen und Bluthochdruck.

▶ In Japan durchgeführte wissenschaftliche Untersuchungen haben gezeigt, dass Warzen, Akne und Ekzeme sich in manchen Fällen durch das regelmäßige Trinken von Rotbuschtee bekämpfen lassen. (Gleichzeitig hilft auch die äußerliche Anwendung dieses Tees gegen solche Hautprobleme. Mehr darüber erfahren Sie im nächsten Kapitel.)

Da Rotbuschtee beruhigend und schlaffördernd wirkt und kein Koffein enthält, eignet er sich gut als Abendgetränk. Vor allem für Kinder mit Schlafproblemen ist er zu empfehlen, da er besser schmeckt als andere beruhigende Tees wie z. B. Baldrian- oder Hopfentee.

Das Gute daran: Bisher hat man im Rotbuschtee noch keinerlei gesundheitsschädigenden Inhaltsstoffe entdecken können! Rotbuschtee ist ein vollkommen naturbelassenes Getränk ohne Farb- und Konservierungs- oder sonstige Zusatzstoffe.

Die besten Rezepte für die äußerliche Anwendung

Man kann diesen Tee nicht nur trinken, sondern (ähnlich wie Grüntee) auch zur äußerlichen Behandlung einsetzen. Regelmäßig angewandt, macht er die Haut glatt, weich und geschmeidig und hilft außerdem bei den verschiedensten Hauterkrankungen, Augen- und Zahnfleischproblemen.

Die Erklärung dafür ist ganz einfach: Rotbuschtee enthält viele sekundäre Pflanzenstoffe, die entzündungs- und allergiehemmend wirken. Diese segensreiche Wirkung entfalten sie nicht nur bei innerlicher, sondern auch bei äußerlicher Anwendung. Auch seine antioxidativen Eigenschaften machen den Tee zum besten Freund unserer Haut: Denn durch die UV-Strahlen der Sonne entstehen, wie wir ja bereits erfahren haben, viele freie Radikale, die nicht nur zur Hautalterung beitragen, sondern sogar Hautkrebs verursachen können, wenn wir uns zu häufiger und zu intensiver Sonneneinstrahlung aussetzen.

Durch die UV-Strahlen der Sonne entstehen freie Radikale, die nicht nur zu vorzeitiger Hautalterung führen, sondern auch Hautkrebs verursachen können. Daher sollte man allzu lange oder intensive Sonneneinstrahlung meiden und stets auf ausreichenden Sonnenschutz achten.

Rotbuschtee gegen Sonnenbrand und vorzeitige Alterung der Haut

Die im Rotbuschtee enthaltenen Substanzen schützen zwar nicht vor den UV-Strahlen der Sonne, fangen aber zumindest einen Großteil der freien Radikale wieder ein und machen sie unschädlich. Daher ist es eine gute Vorbeugung gegen vorzeitige Hautalterung und Falten, sein Gesicht jeden Morgen vor dem gewohnten Auftragen der Tagescreme mit Rotbuschtee zu benetzen. Das ersetzt aber nicht das unerlässliche Sonnenschutzmittel und

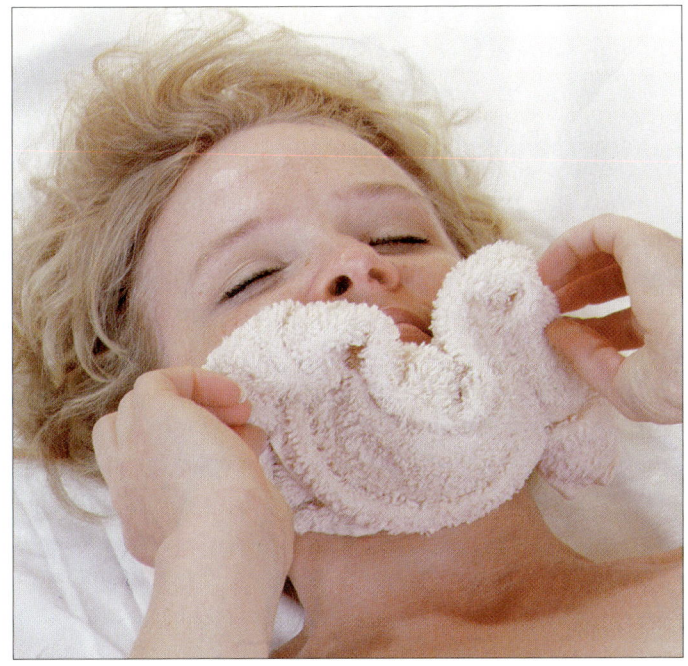

Bei Sonnenbrand kann eine Kompresse mit eisgekühltem Rotbuschtee wahre Wunder wirken: Die in ihm enthaltenen Stoffe wirken entzündungshemmend und machen freie Radikale unschädlich.

schützt auch nicht vor Hautschäden durch zu langes oder zu intensives Sonnenbaden!

Wenn die Sonne es trotz aller Vorsichtsmaßnahmen doch einmal zu gut mit Ihnen gemeint hat, kann eine Kompresse mit eisgekühltem Rotbuschtee Linderung verschaffen.

Rasche Linderung bei Hautjucken und Ekzemen

Aufgrund seiner entzündungshemmenden Wirkung kann man Rotbuschtee bei allen Arten von Hautentzündung einsetzen. Er hilft gegen juckende oder brennende Haut und Ekzeme, die ja häufig allergisch bedingt sind. Die betroffenen Stellen werden einfach in Rotbuschtee

Auch bei Prurigo nodularis (juckenden Hautknötchen) und Lichtallergien ließen sich mit Rotbuschtee oft schon sehr gute Erfolge erzielen.

gebadet oder gründlich gewaschen und anschließend mit einem in Rotbuschtee getauchten Waschlappen benetzt.

Verbesserung des Hautzustands bei Akne

Selbst zur unterstützenden Behandlung von Akne ist Rotbuschtee gut geeignet. Inzwischen liegt sogar eine wissenschaftliche Studie vor, die das bestätigt. Für eine Gesichtsmaske gegen Akne hat sich folgendes Rezept bewährt:

Eine halbe Tasse warmen, starken Rotbuschtee mit zwei Teelöffeln Hafermehl und einem halben Teelöffel Apfelessig verrühren und die Mischung so lange stehen lassen, bis sie lauwarm ist. Diese Masse trägt man auf das Gesicht auf und lässt sie 15 Minuten einwirken. Anschließend wird sie mit lauwarmem Wasser oder Rotbuschtee abgespült.

Sogar für eine leichte Haartönung kann man Rotbuschtee verwenden: Ein wenig Tee, nach der Haarwäsche gleichmäßig ins handtuchtrockene Haar einmassiert, verleiht ihm einen aparten kastanienroten Schimmer.

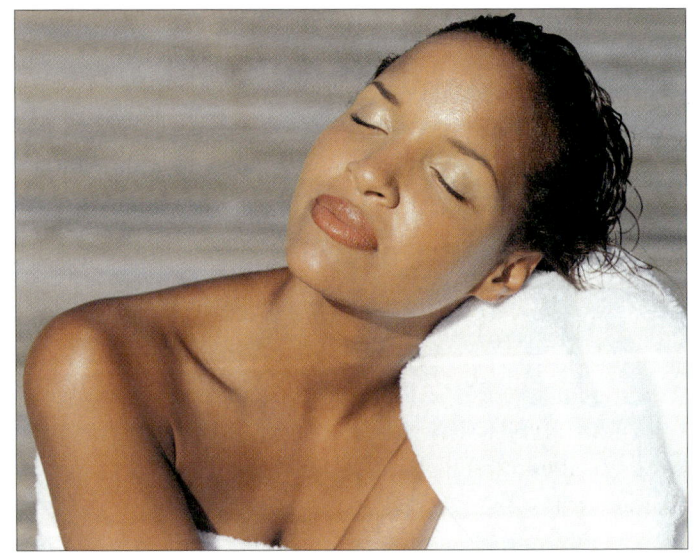

Ein natürliches Heilmittel gegen Windelausschlag

Babys leiden häufig unter Windelausschlag, auch als Windeldermatitis bezeichnet: roten, manchmal auch nässenden Stellen oder Hautausschlag im Windelbereich, vor allem am Gesäß und in den Hautfalten.

Die Ursachen für den wunden Po können sehr vielfältig sein: Vielleicht hat das Kind eine besonders empfindliche Haut oder Reste von Kot und Urin sind in den Hautfalten zurückgeblieben und haben eine Entzündung verursacht. Windeldermatitis kann aber auch durch

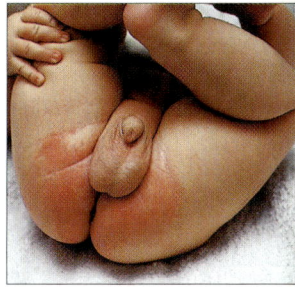

Auch bei wundem Po hilft Rooibostee.

Was Sie gegen Windelausschlag tun können

▶ Den Po des Kindes bei jedem Windelwechsel gründlich reinigen! (Es dürfen keine Kot- oder Urinreste in den Hautfalten zurückbleiben.)

▶ Den Windelbereich nach dem Säubern nicht trockenrubbeln (das reizt die Haut), sondern vorsichtig abtupfen, trockenpusten oder mit einem (auf niedrige Stufe eingestellten) Föhn trocknen.

▶ Die empfindliche, gereizte Haut Ihres Kindes braucht Sauerstoff. Lassen Sie das Kind deshalb ruhig auch öfters einmal ohne Windel herumlaufen!

▶ Bitten Sie den Kinderarzt, eine Salbe zu verschreiben, die das Kind vor dem Wundwerden schützt.

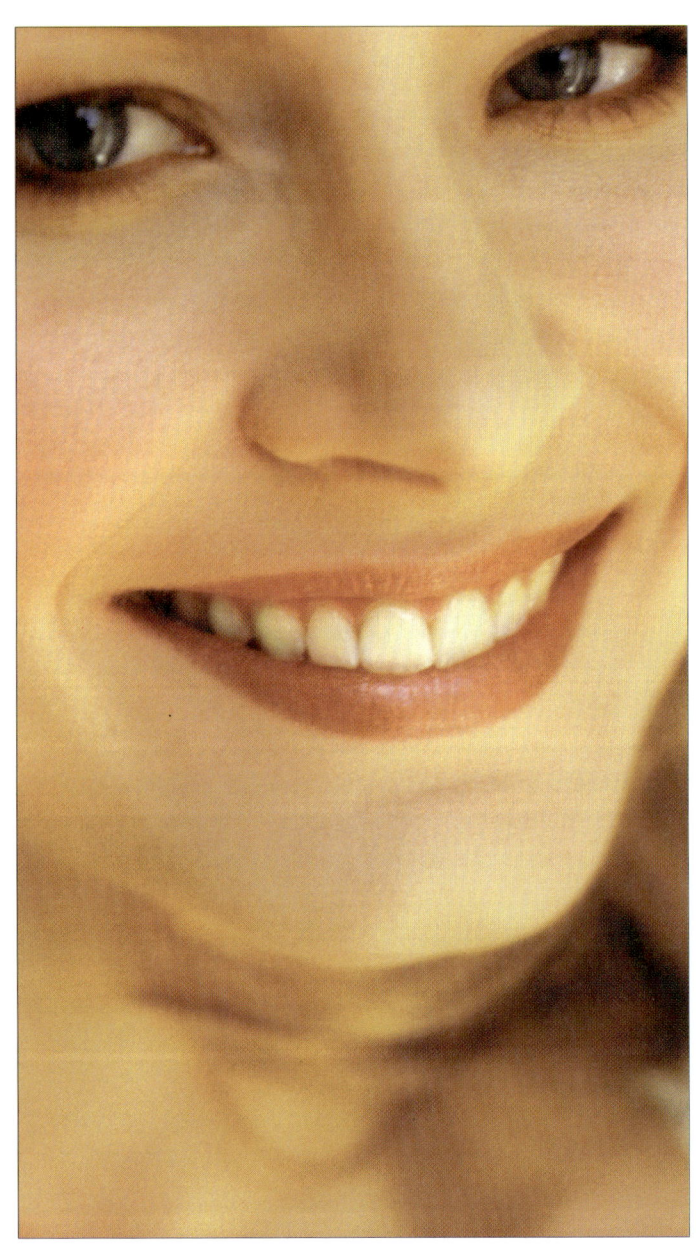

Rotbuschtee hilft auch bei brennenden Augen und Tränensäcken, bei entzündetem Zahnfleisch und Mundgeschwüren.

Schwitzen oder durch eine Allergie des Kindes gegen bestimmte Stoffe entstehen, die in den Pflegepräparaten (Salbe, Puder etc.), in dem verwendeten Waschmittel oder in der Windel selbst enthalten sind.

Hier kann Rotbuschtee durch seine entzündungs- und allergiehemmende Wirkung rasche Linderung verschaffen: Einfach bei jedem Windelwechsel mit einem Wattebausch oder einem weichen Tuch etwas abgekühlten Rotbuschtee auf die wunden Stellen auftragen. Dazu sollte man einen möglichst starken Rotbusch-Aufguss zubereiten (einen Esslöffel Rotbuschtee auf eine Tasse Wasser, fünf bis zehn Minuten lang ziehen lassen).

Gegen brennende Augen und Tränensäcke

Empfindliche Augen fangen leicht an zu brennen, wenn sie durch langes Lesen oder Fernsehen überanstrengt oder durch Wind gereizt werden. Dann kann ein Rotbuschtee-Augenbad helfen: Füllen Sie eine Augenbadewanne mit lauwarmem Rotbuschtee und baden sie Ihre Augen darin. Das hilft übrigens auch gegen Tränensäcke oder Augenjucken. Heuschnupfen lässt sich lindern, indem man lauwarmen Rotbuschtee in eine flache Schale füllt, langsam in die Nasenhöhle hinaufzieht, ein paar Sekunden hält und dann wieder hinauslaufen lässt. (Anschließend gründlich die Nase putzen!)

Augenbadewannen sind in der Apotheke erhältlich.

Gegen entzündetes Zahnfleisch und Mundgeschwüre

Eine Zahnfleischentzündung entsteht meist durch Zahnstein und Zahnbeläge (Ablagerung von Speiseresten und Bakterien an Zähnen und Zahnhälsen) – oft ist unzu-

Raucher sollten ihre Zähne besonders gründlich pflegen, denn sie neigen ganz besonders zur Bildung von Plaques.

69

Fast 90 % aller 30- bis 40-Jährigen leiden an Parodontose. Dabei ließe sich diese Erkrankung durch gründliche Zahnpflege und rechtzeitige Behandlung leicht vermeiden!

reichende Zahnpflege daran schuld. Durch die Abfallstoffe, die die Bakterien in den Zahnbelägen (Plaques) absondern, wird das Zahnfleisch gereizt und entzündet sich.

Man erkennt eine solche Entzündung leicht daran, dass das Zahnfleisch, das sich normalerweise fest anfühlen und eine blassrosa Farbe haben sollte, sich rotviolett färbt, weich und geschwollen ist. In der Regel ist es auch schmerzempfindlich und fängt beim Zähneputzen oder beim Biss in ein festes Nahrungsmittel (beispielsweise in einen Apfel) leicht an zu bluten.

Wird die Zahnfleischentzündung nicht rechtzeitig erkannt und behandelt, so kann sie mit der Zeit zur Parodontose führen: Es bilden sich Zahnfleischtaschen, in denen sich Beläge sammeln, die man mit der Zahnbürste nicht mehr entfernen kann. Zuletzt kommt es zum Knochenabbau am Kiefer – die Zähne lockern sich und fallen aus. Deshalb sollte man die beschriebenen Symptome (vor allem häufiges Zahnfleischbluten) als Warnsignal sehr ernst nehmen und sofort zum Zahnarzt gehen.

Achtung: Die Behandlung mit Rotbuschtee ersetzt nicht den Besuch beim Zahnarzt!

Die besten vorbeugenden Maßnahmen gegen Zahnfleischentzündung und Parodontose sind:

▶ Ausreichende Mundhygiene: Zusätzlich zum gründlichen Zähneputzen sollte man die Zahnzwischenräume mindestens einmal am Tag mit Zahnseide oder einem Interdentalbürstchen reinigen; aber auch der regelmäßige Einsatz einer Munddusche ist sehr zu empfehlen.

▶ Mindestens einmal pro Jahr beim Zahnarzt Zahnstein und Zahnplaques entfernen lassen!

Zusätzlich kann bei Neigung zu Zahnfleischbluten und entzündetem Zahnfleisch Rotbuschtee helfen; mit seinen antibakteriellen und entzündungshemmenden

Wirkstoffen macht er den Bakterien im Mund das Leben schwer und lindert den Entzündungsprozess. Dazu spült man seinen Mund mindestens drei- bis fünfmal am Tag mit einem starken Rotbuschtee-Aufguss (einen Esslöffel Rotbuschtee auf eine Tasse Wasser, fünf bis zehn Minuten ziehen lassen).

Auch bei Aphthen (Mundgeschwüren) kann Rotbuschtee Abhilfe schaffen. Die kleinen, ovalen, in der Mitte gelblich-weißen und außen von einem roten, entzündeten Ring umgebenen Geschwüre in der Mundschleimhaut sind zwar in der Regel harmlos, aber sehr unangenehm, denn sie schmerzen beim Essen oft stark. Die Ursachen können äußerst vielfältig sein: Stress, kleine Verletzungen durch Spritzeneinstiche oder beim Zähneputzen, aber auch allergische Reaktionen und Viren oder Bakterien können die unangenehmen Mundgeschwüre verursachen. In der Regel verschwinden sie nach einiger Zeit von selbst wieder; man kann sie aber mit schmerzlindernden Gelen und Salben oder entzündungshemmenden und wundheilenden Lösungen behandeln.

Bevor Sie zu Medikamenten greifen, probieren Sie es doch einmal mit Rotbuschtee: Genau wie bei entzündetem Zahnfleisch wird der Mund vier- bis fünfmal am Tag mit starkem Rotbuschtee ausgespült. Der Tee wird Ihnen garantiert rasch Linderung verschaffen, denn wie eine in Japan durchgeführte medizinische Studie belegt, hilft er sogar bei der Behçet-Krankheit, einer häufig chronischen, aber zum Glück recht seltenen Erkrankung mit Geschwüren im Mund und Genitalbereich und anderen Beschwerden, z. B. Augenentzündungen, Gelenkschmerzen und Venenthrombosen, die in schweren Fällen sogar zur Erblindung führen kann.

Die Behçet-Krankheit wurde nach dem türkischen Dermatologen Hulushi Behçet benannt und kommt im Nahen Osten häufiger vor als in Mitteleuropa. Die Ursache ist unbekannt.

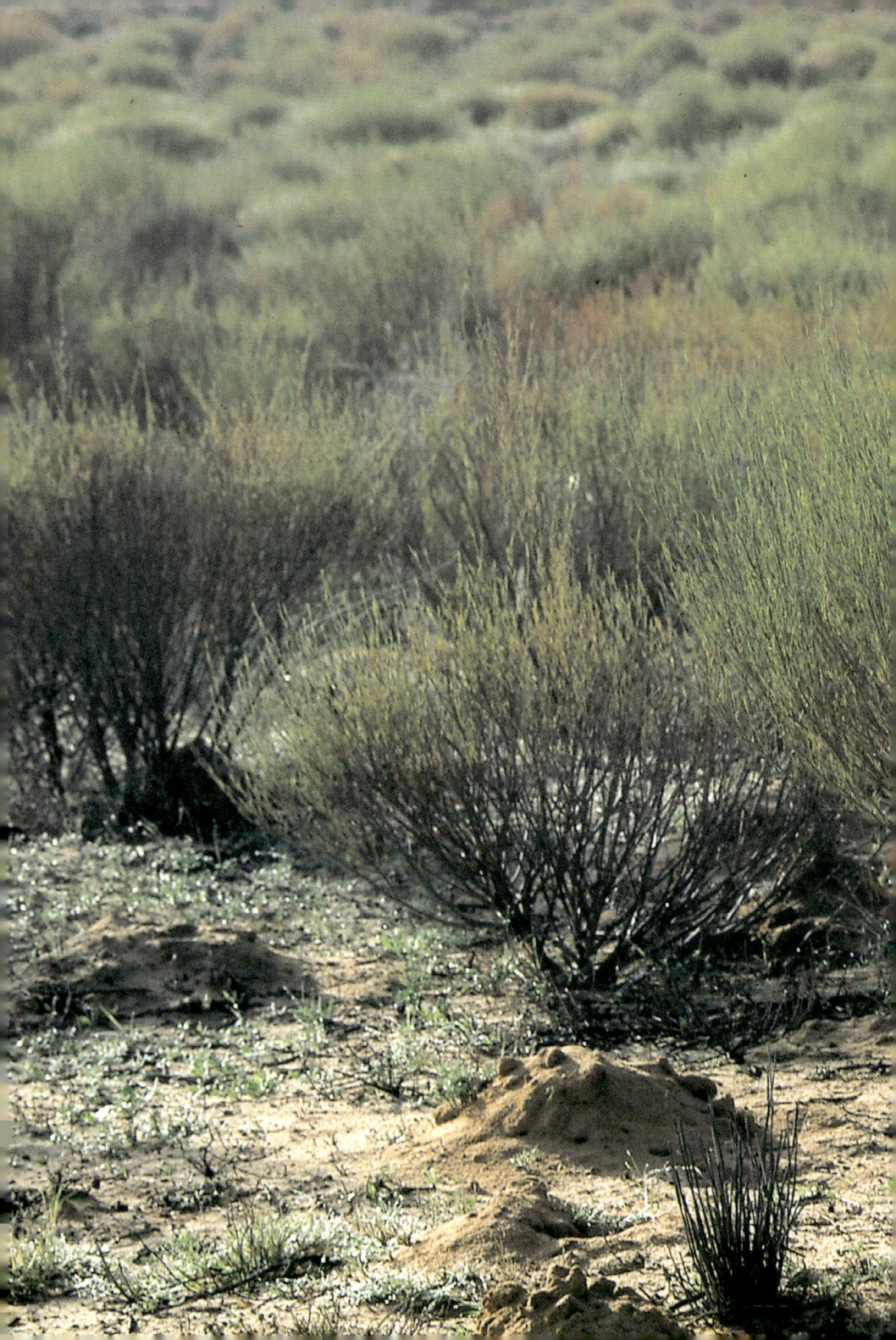

Immer mehr im Kommen: Honeybushtee

Auch der bei uns noch nicht ganz so bekannte „Bruder" des Rotbuschtees – der Honeybush – hat es in sich: Ähnlich wie Rooibostee wirkt er gegen Allergien und Schlafstörungen, enthält viele wichtige Vitamine und Mineralstoffe und hilft bei Verdauungsproblemen. Darüber hinaus reguliert er den Menstruationszyklus, senkt Blutzucker- und Cholesterinspiegel und regt den Appetit an. Das macht ihn zum idealen Getränk für ältere Menschen und Rekonvaleszenten. Als ausschließlich wild in den Bergen Südafrikas wachsender Tee ist er garantiert frei von Pestiziden und anderen Schadstoffen; und sein honigsüßes Aroma macht ihn zu einem wahren Hochgenuss.

Da Honeybushtee unter völlig natürlichen Bedingungen wild in den Bergen Südafrikas wächst, kann man sicher sein, dass er weder Pestizid- noch Düngemittelrückstände, noch sonstige Chemikalien enthält.

Es gibt noch ein ausschließlich in den Gebirgslagen Südafrikas heimisches Teegewächs, das bei den Buschmännern schon seit langem bekannt und beliebt ist und ähnlich wie Rotbusch gegen die verschiedensten Krankheiten eingesetzt wird: den Honeybushtee. Den Namen (auf Deutsch: „Honigbusch-Tee") verdankt er seinem honigartig süßen Aroma – und vielleicht auch der Tatsache, dass die ebenfalls honigsüß duftenden gelben Blüten gern von Bienen aufgesucht werden.

Bei uns ist Honeybushtee noch nicht so bekannt. Erst seit etwa fünf Jahren ist er mehr in den Mittelpunkt des Interesses gerückt und wird in verstärktem Maße produziert und erforscht.

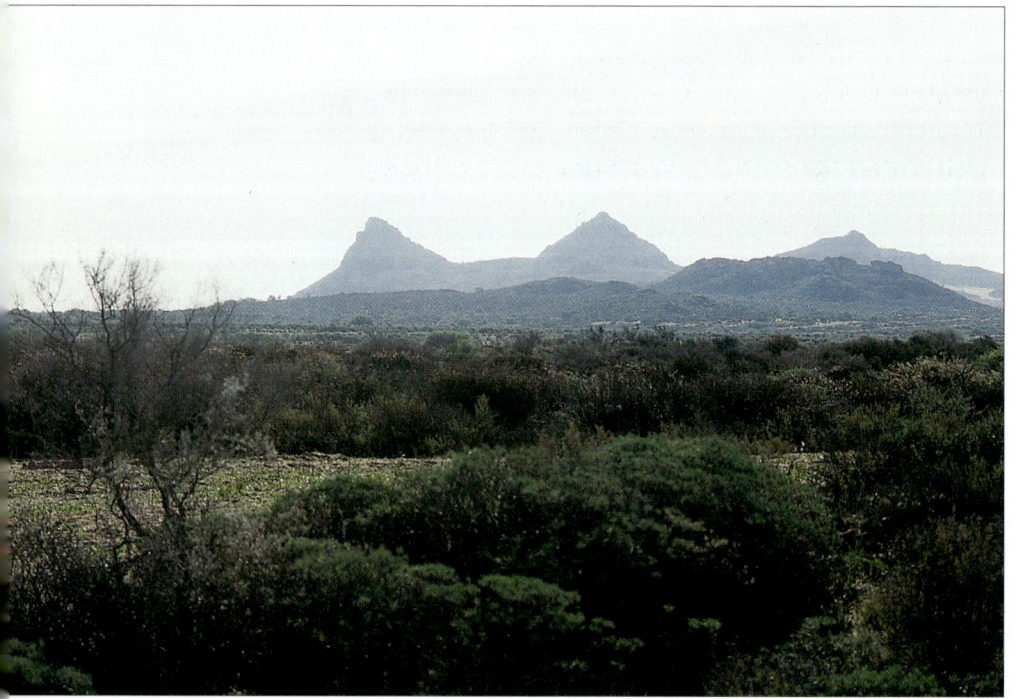

Ein vollkommen naturbelassenes Getränk

Der Honeybush-Strauch wird ungefähr 60 cm hoch und gehört zur selben Familie wie der Rooibos. Im Gegensatz zu diesem wächst er aber ausschließlich wild; bisher hat er sich allen Anbauversuchen widersetzt. Dünger und Pestizide führen meist zum Tod der Pflanze. Daher wurde Honeybushtee bisher nur in freier Natur geerntet. Er wächst in den Höhenlagen der Berge auf kleinen Flächen, was die Ernte zu einem recht mühsamen Unterfangen macht.

Im Gegensatz zum Rotbusch ist Honeybushtee nicht eine einzige Art, sondern es gibt von dieser Pflanze rund 15 Unterarten. Von diesen Unterarten sind wiederum nur fünf für die Teeherstellung geeignet; und auch dies ist standortabhängig. Dadurch wird die Pflanzenauswahl und Zucht zu einer sehr schwierigen und langwierigen Angelegenheit. Bisher hat sich die Unterart *Cyclopia intermedia* als die Pflanze mit dem besten Aroma herausgestellt.

Wie beim Rotbuschtee wird auch beim Honeybush der komplette Busch geerntet und geschnitten. Auch die Verarbeitung läuft ähnlich ab. Allerdings braucht Honeybush zum Fermentieren höhere Temperaturen von rund 70 °C, die an der Sonne nicht erreicht werden. Daher wird ein einfacher Ofen gemauert, in dem der Tee fermentiert.

Einen zertifizierten Anbau gemäß der EG-Bio-Verordnung gibt es derzeit noch nicht: Es ist aber bereits für das Jahr 1999/2000 damit zu rechnen.

Eine Wohltat für Ihre Gesundheit

Die gesundheitsfördernden Wirkungen des Honeybushtees sind zum Teil sehr ähnlich wie beim Rooibos:

▶ Er enthält äußerst wirksame antioxidative Substanzen und beugt damit Krebs, Herz-Kreislauf-Erkrankungen und anderen Krankheiten vor, an deren Entstehung freie Radikale beteiligt sind.

▶ Aufgrund seiner krampflösenden Wirkung hilft er gegen krampfartige Bauchschmerzen und Dreimonatskoliken bei Babys.

▶ Er ist gut gegen Durchfall,

▶ wirkt gegen Viren, Bakterien und Pilzinfektionen

▶ und schützt die Leber.

▶ Außerdem enthält er viele wertvolle Mineralien und Spurenelemente (Eisen, Zink, Mangan, Kupfer, Kalium, Kalzium und Magnesium) und nur wenig Tannin,

▶ ist koffeinfrei und hat eine beruhigende, schlaffördernde und stimmungsaufhellende Wirkung.

Ähnlich wie Rotbusch ist Honeybushtee der ideale „Stresskiller".

▶ Äußerlich angewandt, hält Honeybushtee ebenso wie Rotbusch den Alterungsprozess der Haut auf und hilft gegen verschiedene Hauterkrankungen (was auf seine entzündungshemmende Wirkung und seinen hohen Anteil an Antioxidanzien zurückzuführen ist).

Darüber hinaus hat Honeybushtee aber auch noch zahlreiche andere positive Wirkungen auf die Gesundheit, sodass es sich durchaus lohnt, beide Tees zu trinken – zumal sie alle beide ein ähnlich angenehmes, natürlich süßes Aroma haben.

Die südafrikanischen Ureinwohner trinken Honeybushtee vor allem als Heilmittel gegen Erkältungen, Atemwegserkrankungen und zahlreiche chronische Altersbeschwerden und -leiden. Inzwischen weiß man, dass er den Blutzucker- und Cholesterinspiegel senkt, eine regulierende Wirkung auf den Menstruationszyklus hat und Brust-, Gebärmutter- und Prostatakrebs vorbeugt.

Für die Lagerung des Honeybushtees gilt das Gleiche wie beim Rotbuschtee (siehe S. 28ff.).

76

Auch eine leicht diuretische (wassertreibende) Wirkung besitzt er und ist daher gut gegen Wasseransammlungen im Körper.

Für Leute, die Gewichtsprobleme haben, ist er allerdings mit Vorsicht zu genießen, denn er regt den Appetit an und eignet sich daher hervorragend als Getränk in der Rekonvaleszenz oder für Menschen, die an Appetitmangel leiden und gern ein paar Kilogramm zunehmen würden.

Und so wird der Honeybushtee zubereitet

Ein gehäufter Teelöffel Honeybushtee wird mit kochendem Wasser übergossen. Man lässt den Tee ungefähr fünf Minuten ziehen und kann ihn ähnlich wie Rotbuschtee gesüßt oder ungesüßt, mit oder ohne Milch, heiß oder kalt servieren. Wer möchte, kann auch einen Spritzer Zitrone hinzufügen oder den Tee mit Fruchtsaft vermischen.

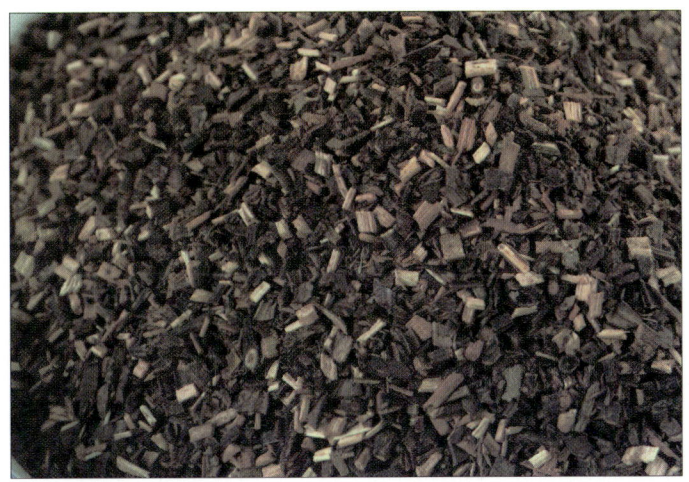

Honeybushtee hat eine appetitanregende Wirkung und eignet sich daher sehr gut für Genesende und Menschen, die unter Appetitmangel leiden.

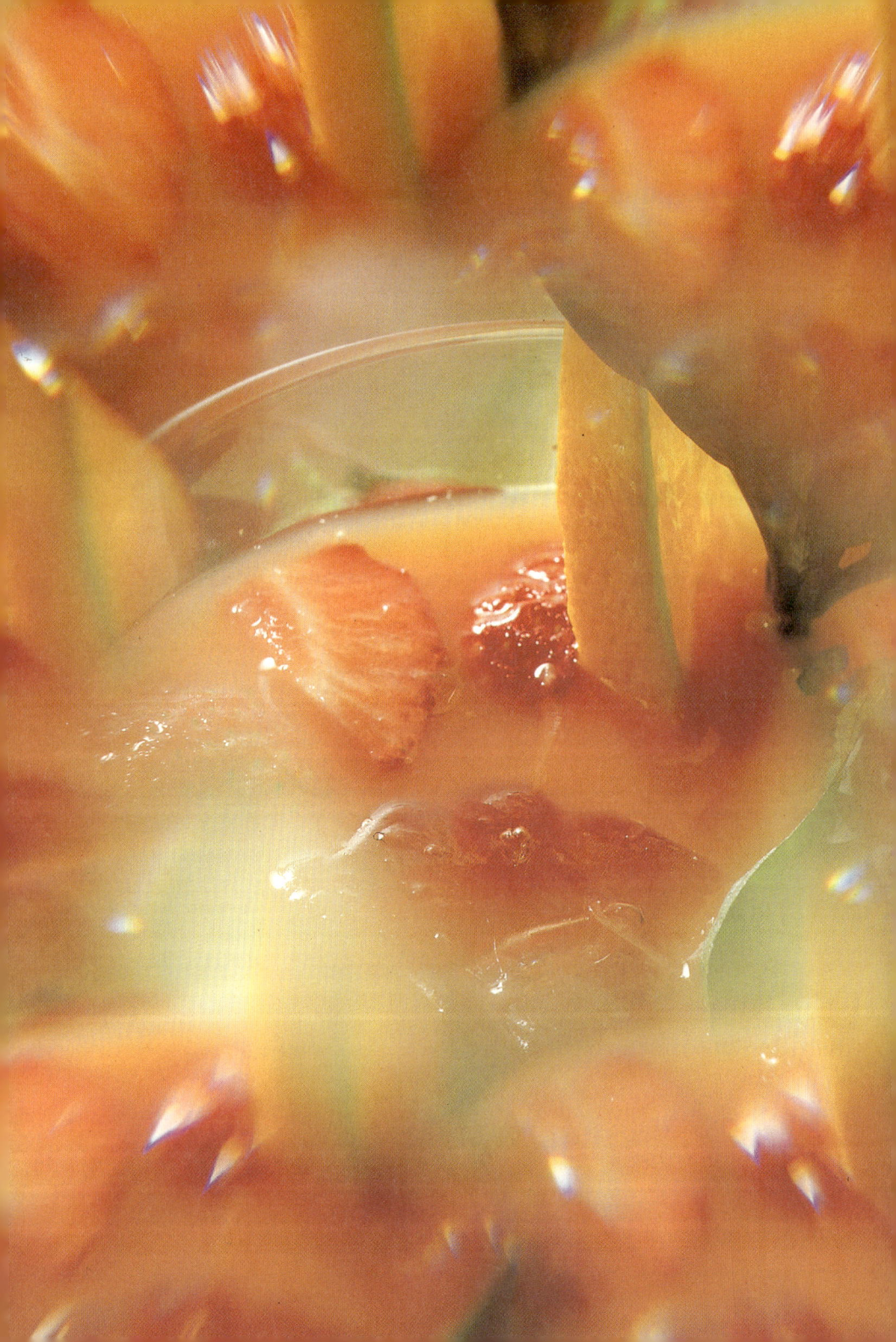

Die besten Rotbuschtee-Rezepte

Belebende Punschgetränke für kalte Winter-
tage, erfrischende Cocktails für heiße Sommer-
abende, leckere Suppen und Saucen, originelle
Desserts ... Es gibt kaum etwas, was man aus
Rotbuschtee nicht zaubern könnte. Und allen
Gerichten und Drinks verleiht er sein unver-
wechselbares, fruchtiges Aroma und oft auch
seine herrliche Sonnenuntergangs-Farbe. In
Südafrika, der Heimat dieses köstlichen Tees,
wurden natürlich besonders viele interessante
Rooibos-Rezepte kreiert. Einige davon möchten
wir Ihnen in diesem Kapitel vorstellen.

Suppen und Saucen

Bohnensuppe „Elisabeth"

Bei diesem kräftigen Eintopf werden getrocknete weiße Bohnen über Nacht in Rotbuschtee eingeweicht!

Zutaten für 4 Personen:

Wenn der Eintopf sämig werden soll, einen Teil der Kartoffeln zerdrücken. Statt der Rippchen können Sie auch geräucherte Mettenden zubereiten.

$1^1/_2$ l kalter, kräftiger Rotbuschtee
250 g getrocknete weiße Bohnen
1 Bund Suppengrün (Möhren, Lauch, Sellerie)
500 g geräucherte, magere Rippchen
Jodsalz, Pfefferkörner
200 g geschälte Kartoffeln
frische Petersilie

- $1^1/_2$ l kräftigen Rotbuschtee aufgießen. Abgießen und kalt stellen!
- Getrocknete weiße Bohnen auf einem Sieb kurz abspülen und am Abend vor der Zubereitung in $1^1/_2$ l Rotbuschtee einweichen!
- Das Suppengrün putzen, waschen und klein schneiden. Fleisch ebenfalls waschen und trockentupfen.
- Die weißen Bohnen mit dem Einweichtee-Wasser, Suppengrün, Fleisch, Jodsalz und Pfefferkörnern zum Kochen bringen. Bei geschlossenem Deckel etwa 30 Minuten bei schwacher Hitze kochen lassen.
- Kartoffeln in Würfel schneiden und in den Eintopf geben. Nochmals etwa 10–15 Minuten in der Nachwärme fertig garen. Mit Gewürzen abschmecken und klein geschnittene Petersilie dazugeben.
- Das Fleisch im Ganzen reichen oder klein geschnitten als Einlage in den Eintopf geben.

▶ *Deftig und nahrhaft – die Bohnensuppe „Elisabeth"*

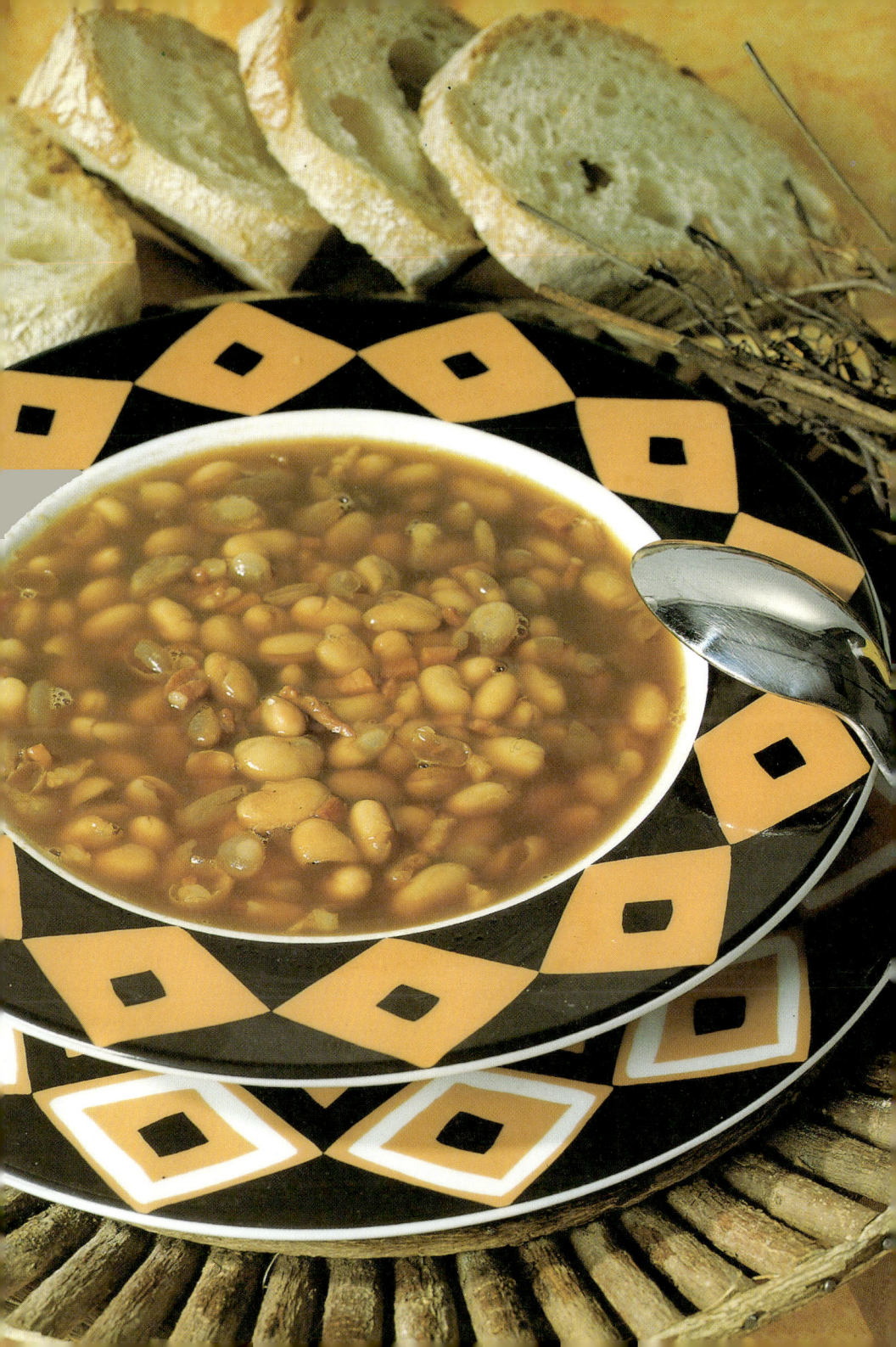

Brokkoli-Kräuter-Suppe

Brokkoli ist durch seinen hohen Gehalt an Vitaminen und wertvollen Bioaktivstoffen ein echter Megastar unter den Gemüsen!

Zutaten für 4 Personen:

300 g frischer Brokkoli

1 Zwiebel

500 ml Gemüsebrühe

200 ml kräftiger Rotbuschtee

2 EL Mehl

100 ml Milch

100 ml süße Sahne

Jodsalz, Pfeffer, Muskat

Garnieren Sie diese leichte, köstliche Suppe mit gerösteten Mandelblättern oder auch Sonnenblumenkernen! Die Mandelblätter oder Sonnenblumenkerne können ohne Fett in einer Pfanne geröstet werden.

- Die Blätter von den Stielen zupfen. Dünne Brokkolistiele klein schneiden. Zwiebeln schälen und würfeln.
- Die klein geschnittenen Blätter und Stiele mit den Zwiebelwürfeln in einen Topf geben. Die Gemüsebrühe und den Rotbuschtee zufügen und alles ca. 15–20 Minuten bei geschlossenem Deckel bei kleiner Hitze kochen lassen.
- Inzwischen das Mehl mit der kalten Milch anrühren.
- Nach der Garzeit die Suppe mit einem Mixstab fein pürieren und verquirltes Mehl hinzurühren.
- Die Suppe bei schwacher Hitze noch ca. 5 Minuten köcheln lassen. Sahne nach und nach zugeben.
- Die Suppe mit dem Mixstab aufschäumen.
- Zum Schluss die Brokkoliröschen in die Suppe geben, mit den Gewürzen abschmecken und alles nochmals 2 Minuten kochen lassen.

Feines Kartoffelsüppchen

Die klassische Kartoffelsuppe – hier einmal auf eine feine
Art zubereitet.

Zutaten für 4 Personen:
2 EL Öl oder Butter
500 g Lauch
500 g Kartoffeln, mehlig kochende Sorte
$^1/_2$ l Gemüse- oder Fleischbrühe (heiß)
$^1/_2$ l heißer Rotbuschtee
100 g EL Crème fraîche
Jodsalz
Muskatnuss
weißer Pfeffer
1 Bund frischer Schnittlauch

Für diese feine Kartoffelsuppe sollten Sie unbedingt eine mehlige Kartoffel verwenden. Besonders edel wird die Suppe, wenn Sie einige feine Räucherlachsstreifen dazugeben!

- Lauch gründlich putzen, waschen und die Stangen in feine Ringe schneiden. Abtropfen lassen.
- Öl oder Butter in einem Topf erhitzen und die Lauchringe bei milder Hitze darin weich dünsten.
- Kartoffeln waschen, schälen und in Stücke schneiden.
- Die Kartoffelstücke zu dem Lauch geben und mit Brühe und Rotbuschtee auffüllen.
- Bei geschlossenem Deckel etwa 20–30 Minuten bei schwacher Hitze leise köcheln lassen.
- Die Suppe mit einem Schneebesen kräftig durchrühren!
- Crème fraîche einrühren und mit Jodsalz, Muskat und weißem Pfeffer abschmecken.
- Schnittlauch klein schneiden und vor dem Servieren über die Suppe streuen.

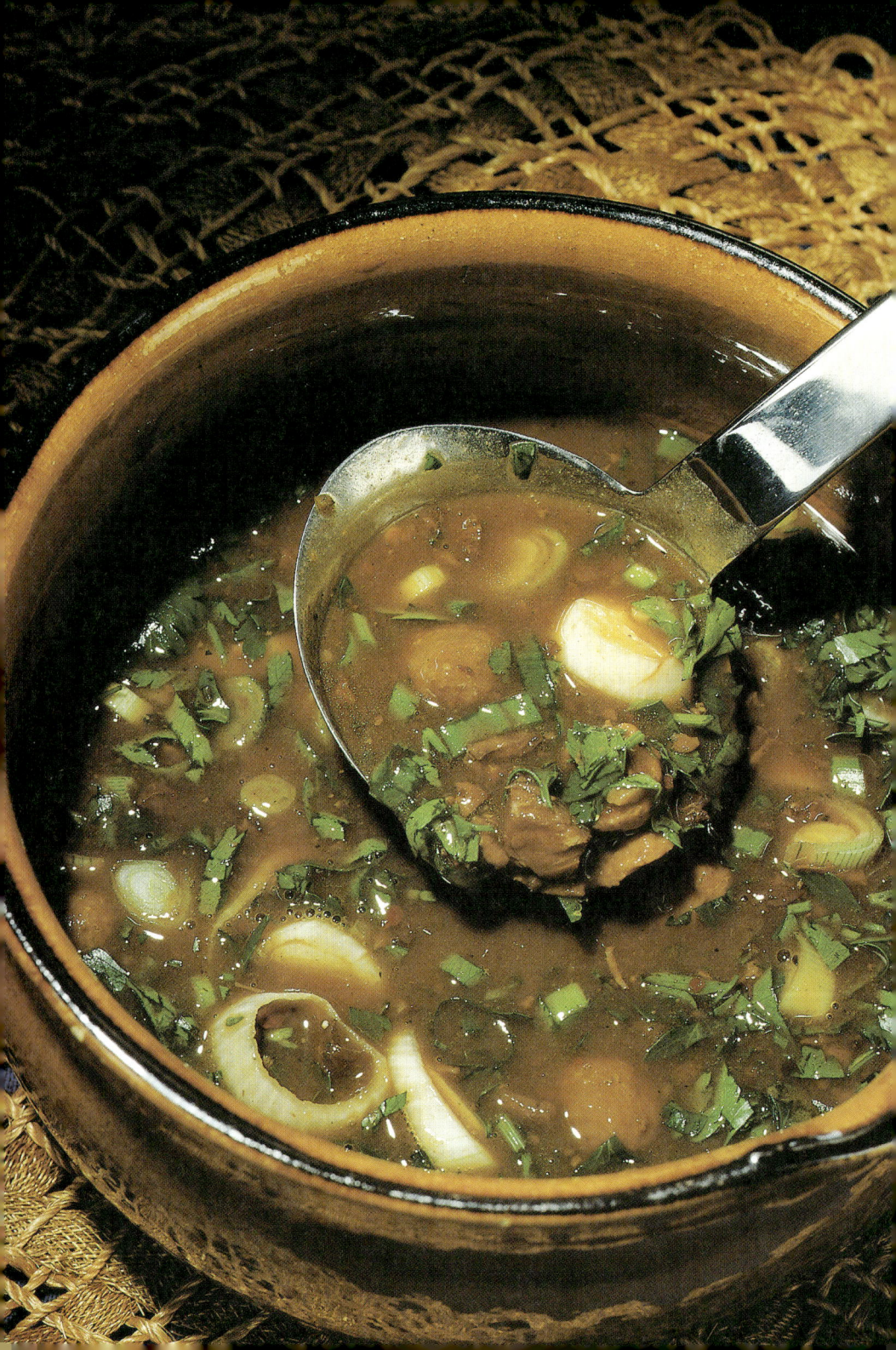

Gulaschsuppe

Ein herzhafter, kräftiger Eintopf – mit Rotbuschtee aber sehr bekömmlich!

Zutaten für 4 Personen:
4 EL Öl
500 g Gulaschfleisch
250 g Zwiebeln
$^3/_4$ l heiße Fleischbrühe
$^3/_4$ l heißer Rotbuschtee
Jodsalz, Pfeffer, Paprika
1 Dose Tomaten (mit Saft)
2 zerdrückte Knoblauchzehen
1 TL gemahlener Kümmel
1 TL Majoran
3 Kartoffeln
125 g saure Sahne
1 TL Mehl

Besonders typisch schmeckt die Gulaschsuppe, wenn Sie zum Abschmecken noch etwas guten Rotwein nehmen.

- Das Öl erhitzen und das Gulasch darin anbraten. Zwiebeln würfeln und mit anschmoren lassen.
- $^3/_4$ l heiße Fleischbrühe zur Hälfte angießen, das Gleiche noch 2- bis 3-mal mit Brühe und Rotbuschtee wiederholen. Mit Jodsalz, Pfeffer und Paprika würzen.
- Eine Dose Tomaten mit Saft zum Gulasch hinzufügen.
- Mit 2 zerdrückten Knoblauchzehen, Kümmel und Majoran nochmals würzen.
- Jetzt die gewürfelten Kartoffeln in die Suppe geben.
- Alles bei geschlossenem Deckel bei kleiner Hitze etwa 1–1$^1/_4$ Stunden garen lassen. Abschmecken.
- Die saure Sahne mit dem Mehl verrühren, in die nicht mehr kochende Suppe geben. Kurz aufkochen lassen.

◀ *Eine heiße Gulaschsuppe, genau das Richtige für kalte Tage.*

Kirschkaltschale

Diese Kirschkaltschale ist auch eine leckere sommerliche Nachspeise!

Zutaten für 4 Personen:

Mit geschlagener Sahne servieren! Übrigens: Die Suppe schmeckt nicht nur als Kaltschale, sondern auch warm!

1 l kräftiger Rotbuschtee
500 g frische Sauerkirschen
1 Vanilleschote
80–100 g Zucker
1 Prise Salz
$1^1/_2$ EL Speisestärke (30 g)

- Einen kräftigen Rotbuschtee herstellen: Wasser kochen, über das Rotbuschkraut geben und 3 Minuten ziehen lassen. Danach durch ein Teesieb geben.
- Kirschen waschen und entsteinen.
- Mit dem Rotbuschtee, Mark der Vanilleschote, Zucker und 1 Prise Salz in einem geschlossenen Topf ankochen lassen.
- Bei schwacher Hitze etwa 8–10 Minuten köcheln lassen.
- Abschmecken und nach Geschmack nachsüßen.
- Die Speisestärke mit etwas Wasser in einer Tasse verquirlen, einrühren und noch $^1/_2$ Minute in der Nachwärme fertig garen.
- Abschmecken. Die Suppe dann im Wasserbad abkühlen lassen.

▶ *Eine Prise Zimt gibt dieser Köstlichkeit den letzten Pfiff.*

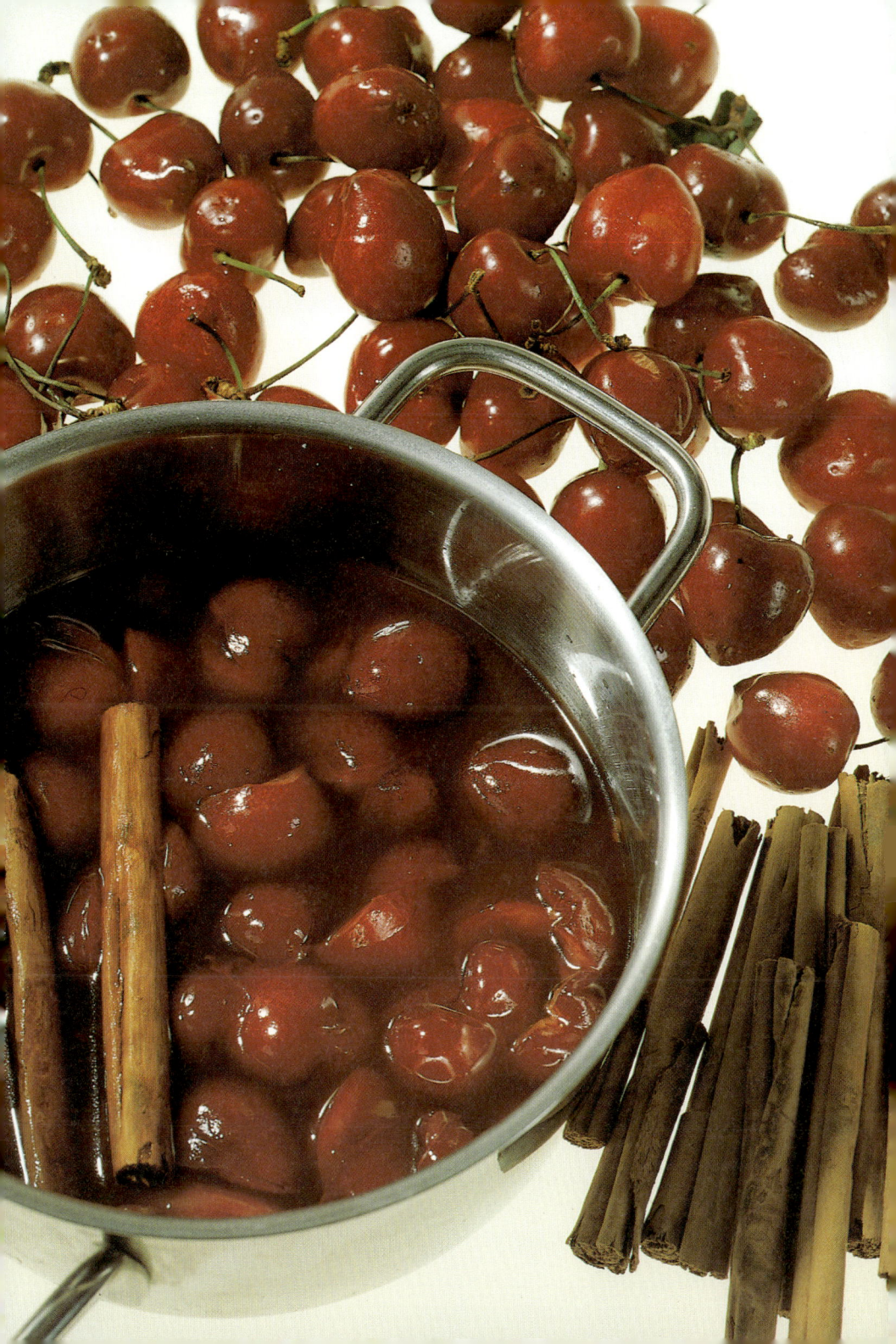

Pikante Rotbuschsauce

Diese Sauce schmeckt hervorragend zu Fleischgerichten.

– Grundsauce –
Zutaten für 4 Personen:

Diese dunkle Grund-
sauce auf der Basis von
Rotbuschtee können
Sie vielfältig variieren:
mit Balsamico-Essig,
Senf oder Gurken-
würfeln abschmecken
– oder mit süßer Sahne
oder Crème fraîche
verfeinern.

2 TL Rotbuschkraut
50 g Butter oder Öl
50 g Mehl
2 Schalotten, gewürfelt
$^1/_2$ l Wasser
Jodsalz, Pfeffer, Paprika
etwas Madeira (oder Sherry)
gekörnte Hühner- oder Fleischbrühe

● Zunächst einen kräftigen Rotbuschtee herstellen: Wasser für Rotbuschtee kochen, über das Kraut gießen, 2 Minuten ziehen lassen und durch ein Teesieb abgießen.

● Fett oder Butter in einem Topf erhitzen und leicht bräunen lassen. Mehl zugeben, unter ständigem Rühren kräftig bräunen lassen!

● Die Zwiebelwürfel zugeben und kurz mitschmoren bzw. mitbräunen lassen.

● Nach und nach mit dem heißen Rotbuschtee ablöschen. Damit keine Klümpchen entstehen, nur wenig Flüssigkeit zugießen und so lange weiterrühren, bis die Masse glatt ist, erst dann weitere Flüssigkeit zugeben.

● Die Soße aufkochen und 5 Minuten in der Nachwärme quellen lassen.

▶ Das herzhafte Chili-
gericht verträgt sich
gut mit dieser würzigen
Sauce.

● Mit Jodsalz, Gewürzen, Madeira und gekörnter Brühe abschmecken.

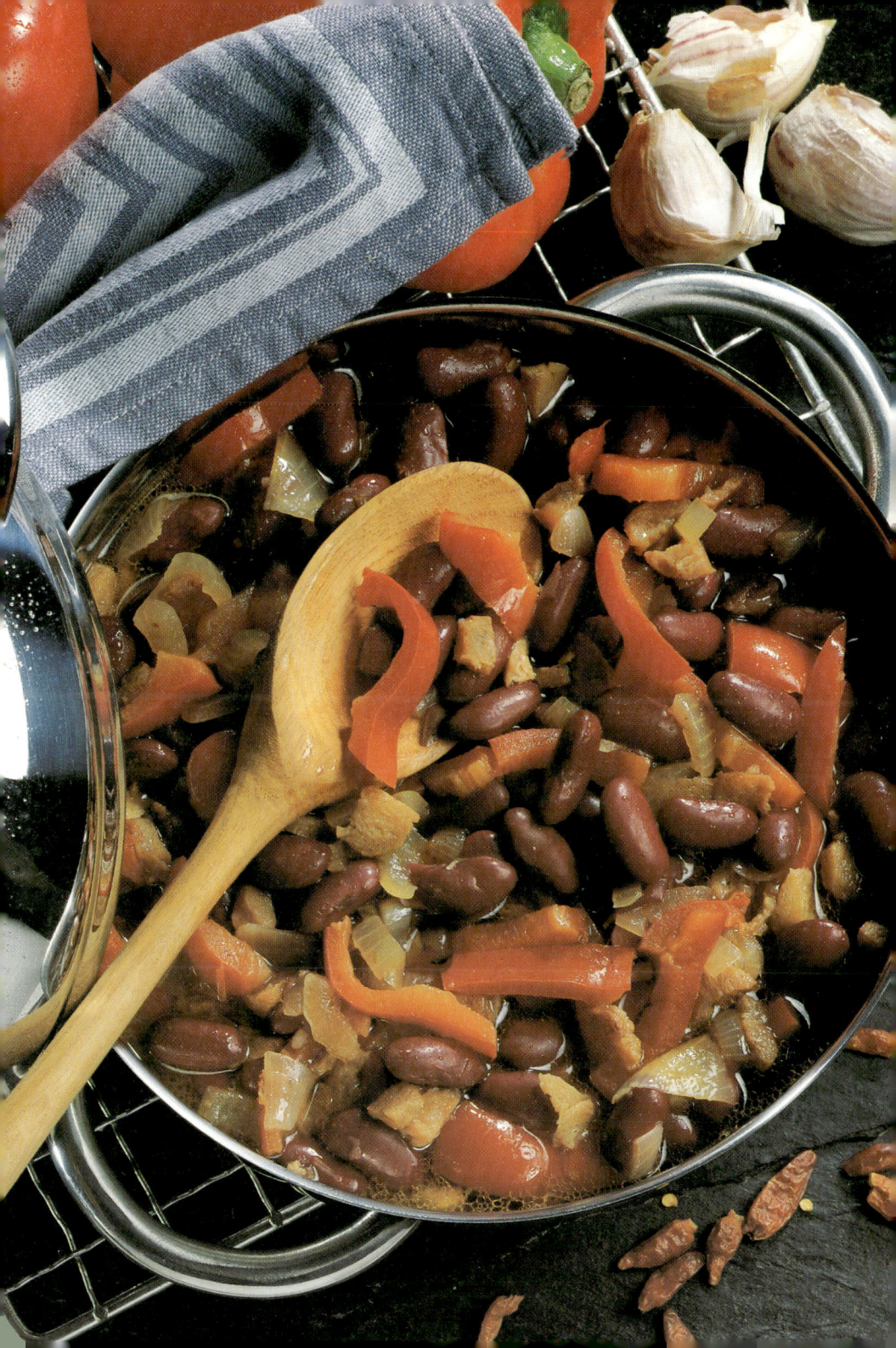

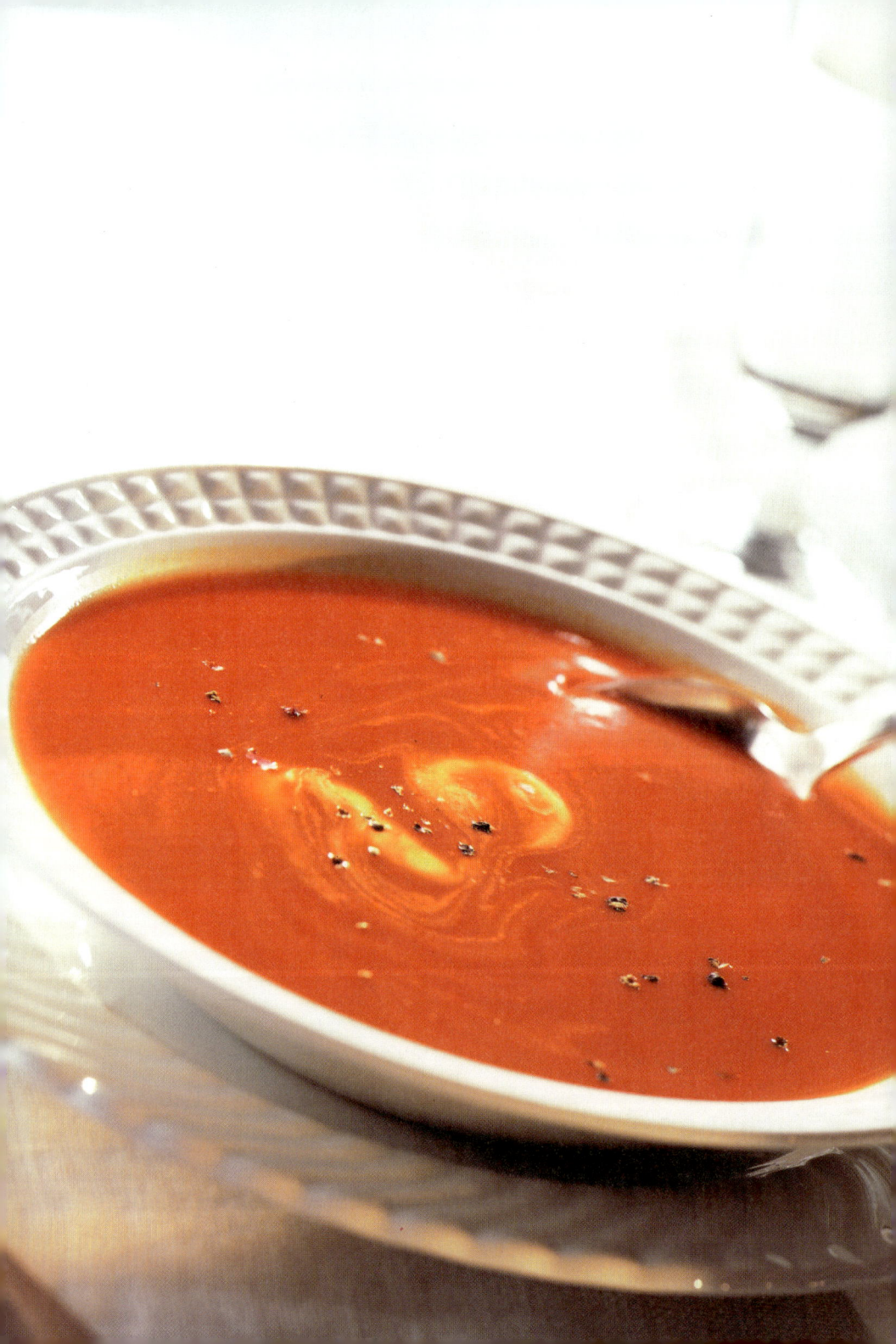

Tomatencremesuppe mit Basilikum

Probieren Sie's mal so: Mit Rotbuschtee bekommt diese Tomatensuppe einen fruchtigen Geschmack.

Zutaten für 4 Personen:
2 EL Olivenöl
2 Zwiebeln
2 Knoblauchzehen
1 TL Kräuter der Provence (getrocknet)
1 große Dose geschälte Tomaten (850 ml)
$^1/_4$ l Gemüsebrühe
$^1/_4$ l kräftiger Rotbuschtee
Jodsalz
1 Prise Zucker
Paprika, Pfeffer
frisches Basilikum
1 TL Mehl
4 EL Crème fraîche

- Zwiebeln und Knoblauch schälen und fein hacken. In einem großen Topf Olivenöl erhitzen und Zwiebeln, Knoblauch und Kräuter kräftig andünsten.
- Die Tomatenstücke hinzugeben und mitschmoren lassen. Mit Gemüsebrühe und dem Rotbuschtee auffüllen und alles bei kleiner Hitze etwa 15 Minuten köcheln lassen. Die Tomatensuppe pürieren (mit dem Mixer bzw. Pürierstab), mit Jodsalz, Zucker, Paprika und Pfeffer abschmecken. Basilikumblätter grob hacken.
- Die heiße Suppe in Teller füllen und pro Teller 1 EL Crème fraîche dazugeben. Vor dem Servieren mit den Basilikumblättern bestreuen.

◀ *Tomaten und Rotbuschtee – eine interessante Kombination.*

Brotaufstrich

Rotbuschgelee mit Zimt

Probieren Sie einmal, wie gut Ihnen dieses aromatische Rotbuschgelee auf einem Butterbrötchen schmeckt!

Zutaten:

Nicht nur als selbst ge-
machter Brotaufstrich
zum Frühstück oder
Nachmittagstee lecker,
sondern ein willkom-
menes Mitbringsel.

1 l Wasser
2 EL Rotbuschkraut
2 Zimtstangen
1 unbehandelte Orange
500 g Gelierzucker extra

- Das Wasser zum Kochen bringen, 5 Minuten abkühlen lassen und dann über das Rotbuschkraut gießen, die Zimtstangen hinzufügen und alles 3 Minuten ziehen lassen. Danach durch ein Sieb geben.
- Die Orange gründlich waschen, dünn abschälen, die Schale in feine Streifen schneiden.
- Den Rotbuschtee mit der Orangenschale und dem Gelierzucker in einen Topf geben und zum Kochen bringen. 1 Minute lang sprudelnd kochen lassen, danach sofort in saubere, luftdicht verschließbare Marmeladengläser füllen.

Hauptgerichte

Geschmorte Currymöhren mit Pinienkernen

Ein kulinarischer Ausflug in die fleischlose Vollwert-
küche – dieses Rezept überzeugt auch Gemüsemuffel.

Zutaten für 4 Personen:
200 ml kräftiger Rotbuschtee
(Geschmacksrichtung Kulari)
2–3 EL ungeschwefelte Rosinen
750 g Möhren
2 Zwiebeln
2 EL Butter
1 TL Zucker
1–2 TL Currypulver
1 Msp. Zimt (nach Geschmack)
Jodsalz, weißer Pfeffer
1 Prise Chilipulver
40 g Pinienkerne

Statt der Pinienkerne (ein edler, aber kost-spieliger Genuss) kön-nen Sie auch Sonnen-blumenkerne nehmen.

- Einen kräftigen Rotbuschtee herstellen. Rosinen darin
  einweichen.
- Inzwischen Möhren waschen, schälen (am besten mit
  dem Sparschäler) und in längliche Stücke schneiden
  bzw. stifteln. Zwiebeln pellen und in feine Würfel
  schneiden.
- In einer großen Pfanne die Butter schmelzen lassen
  und die Zwiebelwürfel goldgelb darin dünsten. Dann
  die vorbereiteten Möhrenstifte dazugeben, mit Zucker
  bestreuen und kräftig schmoren lassen. Dabei ab und
  zu wenden.
- Rosinen auf ein kleines Sieb geben, den Rotbuschtee

aber in einer kleinen Schüssel auffangen und gut abtropfen lassen. Die Möhren mit Currypulver, Jodsalz, Pfeffer, 1 Prise Chilipulver (Vorsicht – höllisch scharf!) und evtl. 1 Prise Zimt würzen. Mit etwas Rotbuschtee ablöschen und alles bei mittlerer Hitze ca. 12–15 Minuten bei geschlossenem Deckel schmoren lassen.

● Kurz vor Ende der Garzeit die Rosinen in die Pfanne geben und einige Minuten mitschmoren lassen. Evtl. noch mit etwas Rotbuschtee auffüllen und ohne Deckel einige Minuten einkochen lassen. Probieren, nach Geschmack und Fantasie nachwürzen.

Fein schmeckt dieses Möhrengericht auch, wenn Sie es noch mit grob gehacktem frischem Basilikum bestreuen.

● Zum Schluss mit den Pinienkernen bestreuen und servieren. Dazu schmeckt am besten Reis.

Überbackener Hackbraten mit Bananen

Ein deftiges Gericht aus dem Backofen, dass auch Ihren Gästen schmecken wird. Es lässt sich gut vorbereiten. Der besondere Clou dabei: Die Brötchen für den Hackfleischteig werden in Rotbuschtee eingeweicht. So bekommt das Gericht eine exotische Note!

Zutaten für 4 bis 6 Personen:

250 ml kalter, kräftiger Rotbuschtee	*3 Bananen*
2 altbackene Brötchen	*2 Eier*
1–2 EL Öl	*200 ml Milch*
1 Zwiebel, fein gewürfelt	*1 TL Curry*
500 g Rinderhack	
250 g Lammhack	
Jodsalz, Pfeffer, Paprika	
1 Prise Muskat	
100 g Rosinen	
1 EL nicht zu süße Marmelade	

- Brötchen in dem Rotbuschtee so lange einweichen, bis sie weich sind. Gut ausdrücken.
- Eine große Auflaufform (für dieses Gericht eignet sich auch eine Jenaglasform mit Deckel) mit dem Öl einfetten. Die Zwiebel darin anbraten.
- Den Hackfleischteig dazugeben und würzen. Die Rosinen und die Marmelade dazugeben, kurz mitbraten und nachwürzen. Abdecken.
- Die Bananen in Scheiben schneiden, das Hackfleisch damit belegen. Die Eier und die Milch verquirlen, mit Curry abschmecken und darüber gießen.
- Die Auflaufform auf dem Rost auf der unteren oder mittleren Einschubleiste etwa 15–20 Minuten bei etwa 175 °C braten.

Wer kein Lammfleisch mag, kann es gegen Schweinehack austauschen.

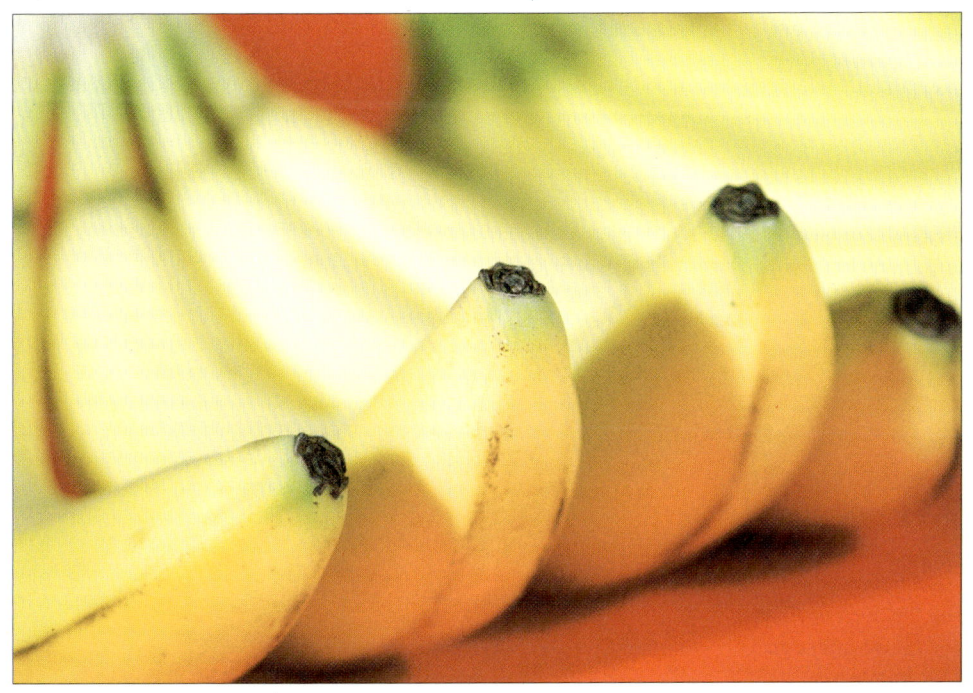

Risotto nach südafrikanischer Art

Schnell, gesund und gut! Probieren Sie statt Langkornreis einmal den leicht nussig schmeckenden Naturreis. Dann verlängert sich allerdings die Garzeit um 2–10 Minuten.

Zutaten für 4 Personen:

Besonders angenehm schmeckt der Risotto, wenn man – nachdem der Reis glasig geworden ist – einige EL Weißwein zugibt, der verdunsten muss, eher der Rotbuschtee angegossen wird.

200 g Langkornreis
2 EL Öl
$^1/_2$ TL Jodsalz
1 Nelke
3 Pfefferkörner
1 Zimtstange
$^1/_2$ l kräftiger Rotbuschtee
80 g Rosinen

- Den Reis in einem Topf in dem heißen Öl unter Rühren glasig werden lassen.
- Mit den Gewürzen abschmecken und mit dem heißen Rotbuschtee auffüllen. Alles einmal umrühren und bei geschlossenem Deckel bei kleinster Hitze etwa 25 Minuten garen bzw. quellen lassen.
- Noch einmal kräftig abschmecken und die Rosinen unterrühren. Vor dem Servieren die Zimtstange entfernen.

▶ *Wenn Sie mögen, geben Sie noch Aprikosen und Nüsse über den Reis.*

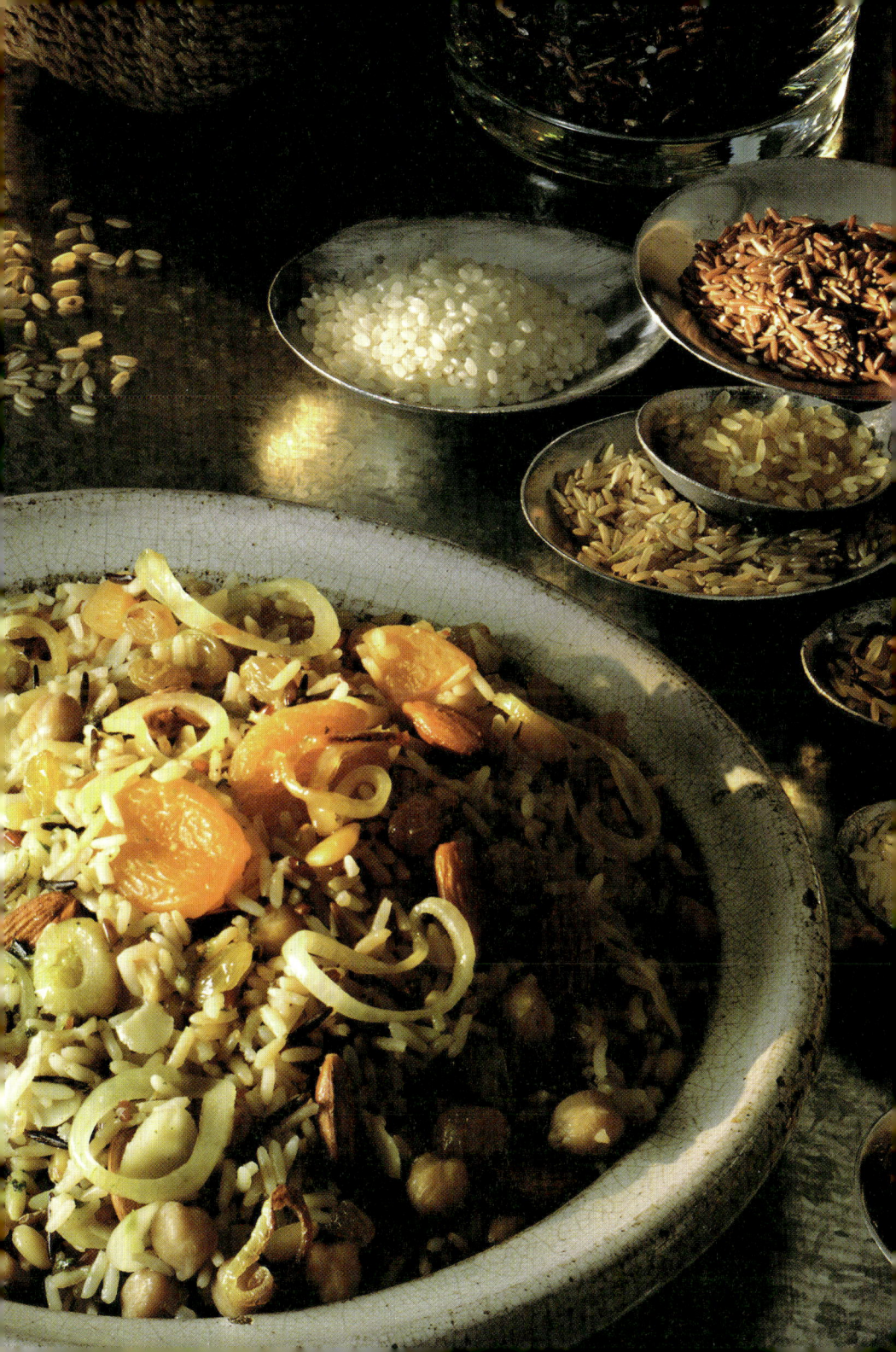

Tomatentopf mit Lammfleisch

Ein besonderes und köstliches Eintopfgericht – mit dem Aroma des Südens!

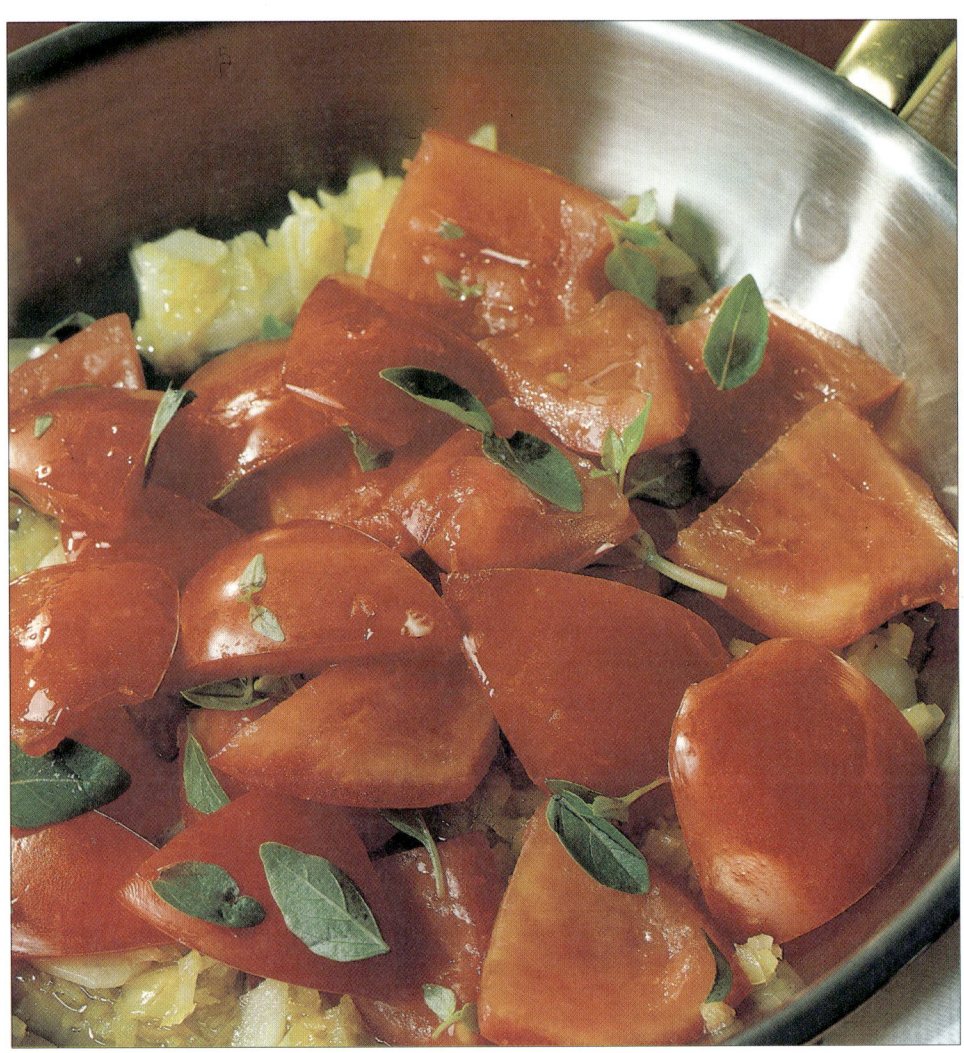

Zutaten für 6 Personen:
2 Schalotten oder Zwiebeln
3 Knoblauchzehen
3 Nelken
$^1/_4$ l heißer Rotbuschtee
4 EL Olivenöl
750 g gewürfeltes Hühnerfleisch
1 TL Zimt
weißer Pfeffer
etwas frischer Ingwer
2 Kardamomkapseln
750 g Tomaten
Chili nach Geschmack
Jodsalz
4 Kartoffeln
Salz und Pfeffer aus der Mühle
1 Prise Zucker

Dazu schmeckt Reis oder Brot. Eine akzeptable Alternative zu frischen aromatischen Sommertomaten sind im Winter auch Tomaten aus der Dose.

● Die Schalotten abziehen, in Scheiben schneiden, mit dem Knoblauch und den Nelken in dem heißen Rotbuschtee kochen lassen.

● Das Olivenöl erhitzen und das Hühnerfleisch mit dem Zimt, Pfeffer, Ingwer und Kardamom anbraten. Mit etwas Rotbuschtee oder Wasser ablöschen.

● Die Tomaten enthäuten und klein schneiden. Wer es scharf mag, gibt sie zusammen mit etwas Chili zu dem Fleisch. Eine knappe halbe Stunde köcheln lassen.

● Dann gibt man die geschälten und geviertelten Kartoffeln dazu und lässt den Eintopf noch einmal knapp 30 Minuten köcheln. Noch einmal kräftig abschmecken.

◄ *In Südafrika heißen die Eintopfgerichte Bredie.*

Rindfleisch mit grünen Bohnen

Dieser Gabeleintopf ist mit Rotbuschtee ganz besonders
bekömmlich.

Zutaten für 4 Personen:

*Sie können statt
frischer Bohnen auch
Tiefkühlbohnen ver-
wenden.*

500 g Rindfleisch (hohe Rippe)
750 g frische grüne Bohnen
750 g Kartoffeln
Jodsalz, Pfeffer
Etwa $^1/_4$ l Wasser
Etwa $^1/_8$ l Rotbuschtee
Bohnenkraut
reichlich Petersilie

● Fleisch in Würfel schneiden. Bohnen abfädeln, waschen und in größere Stücke schneiden. Kartoffeln
schälen, waschen und in größere Stücke schneiden.
● Das Rindfleisch in einen Topf geben – am besten
einen gut schließenden Edelstahltopf –, darüber die
vorbereiteten Bohnen, Kartoffeln und das Bohnenkraut geben. Würzen.
● Mit Wasser und Rotbuschtee auffüllen – Fleisch, Bohnen und Kartoffeln sollten gerade so bedeckt sein –
und bei geschlossenem Deckel zum Kochen bringen.
● Etwa 50 Minuten bei mittlerer Hitze leise kochen
lassen und noch 10 Minuten auf Stufe 0 weitergaren
lassen. Möglichst nicht umrühren und den Deckel ge-
schlossen lassen. Bohnen und Kartoffeln sollten nicht
zerfallen.
● Bohnenkraut herausnehmen. Das Gericht abschmecken und mit viel gehackter frischer Petersilie servieren.

Backen mit Rotbuschtee

Rotbuschgewürzkuchen

Rührteig ist ein kinderleichter Teig, der durch Eier und Zucker schön lecker schmeckt!

Zutaten:
200 g Butter
200 g Zucker
4 frische Eier
1 Prise Jodsalz
300 g Vollkornmehl
$1/_2$ Päckchen Backpulver
$1/_8$ l kalter Rotbuschtee
3 EL Kakao
100 g gehackte Nüsse
Gewürze: 1 TL Zimt, Vanillemark, 1 Msp. gemahlene Nelken

Servieren Sie steif geschlagene Sahne zu diesem aromatischen Kuchen! Noch etwas: Dieser Kuchen entfaltet seinen vollen würzigen Geschmack erst nach zwei Tagen Ruhezeit!

● Einen kräftigen Rotbuschtee herstellen: Wasser zum Kochen bringen, das Kraut damit übergießen und 8 Minuten ziehen lassen. Danach durch ein Teesieb abgießen und kalt stellen.
  Rührteig:

● Die Butter schaumig rühren und nach und nach den Zucker einstreuen, bis eine schaumige, lockere Masse entsteht.

● Die Eier einzeln nach und nach hinzugeben und gut verrühren.

● Das Mark aus der Vanilleschote kratzen und gemeinsam mit den Gewürzen unter die Eimasse rühren. Das Mehl mit dem Backpulver und Kakao gut vermischen und esslöffelweise unter den Teig rühren.

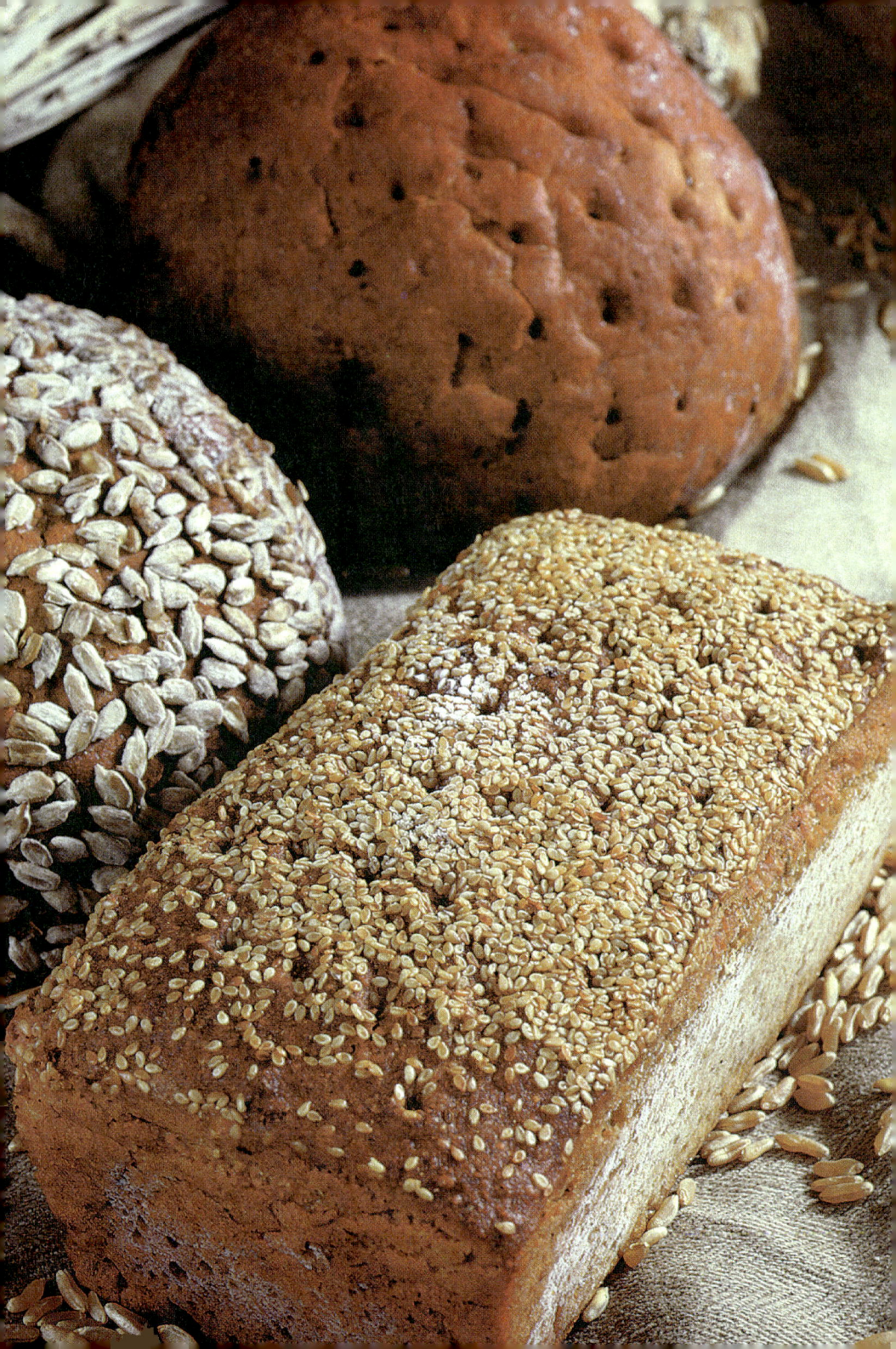

- Jetzt den abgekühlten Rotbuschtee nach und nach dazugeben (bis zu $^1/_8$ l, je nach Festigkeit des Teigs). Wichtig: Nur so viel Teeflüssigkeit zur Teigmasse zugeben, dass der Teig schwer reißend von den Rührwerkzeugen fällt. Bei Zugabe von zu viel Flüssigkeit kann der Rührkuchen Wasserstreifen enthalten.
- Vorsichtig die gehackten Nüsse unterheben und den Teig in eine gut gefettete Springform füllen.
- Bei 160 bis 180 °C im vorgeheizten Backofen auf mittlerer Schiene 60 bis 70 Minuten lang backen.
- Nach dem Backen kurz in der Form abkühlen lassen, dann den Rand vorsichtig lösen und den Kuchen auf ein Gitter zum Auskühlen gleiten lassen.

Selbst gebackenes Sesambrot

Nichts geht über den Duft von selbst gebackenem Brot! Als Geschmacksvariante gibt Rotbuschtee – dem Brotteig statt Wasser zugefügt – diesem Brotrezept einen unnachahmlichen Geschmack!

Zutaten für ein 1 kg Brot:
300 g Weizenvollkornmehl
300 g Roggenmehl
1 Würfel frische Bäckerhefe (40 g)
400 ml kalter Rotbuschtee
1 TL Jodsalz
etwas gemahlener Kümmel
4–6 EL Sesamkerne

- Das Mehl in einer großen Rührschüssel mischen. Die Hefe hineinbröckeln, Rotbuschtee zugeben und mit

Wenn Sie während des Backvorganges eine kleine Schüssel mit kochendem heißem Wasser in den Ofen setzen, reißt die Brotkruste durch den aufsteigenden Wasserdampf nicht so stark auf.

◄ *Sie können Sesambrot und natürlich verschiedene andere Brotsorten mit Rotbuschtee machen.*

der Rührmaschine gut verkneten. (Mit Knethaken geht's am besten.)

● Kümmel, Jodsalz und 4 EL Sesamkerne zufügen und nochmals gut durchkneten. Auf einem bemehlten Brett zu einem Brotlaib formen und in einer bemehlten Schüssel ca. 1 Stunde gehen lassen – am besten an einem warmen Platz.

● Ein Backblech ebenfalls leicht mit Mehl bestäuben. Den Brotteig darauf stürzen – wer möchte, streut noch 1 bis 2 EL Sesamkerne darüber – und im vorgeheizten Ofen bei 200 bis 220 °C etwa 45–50 Minuten auf der mittleren Schiene backen lassen.

● Auf ein Gitter stürzen und auskühlen lassen.

Datteltörtchen mit Vanillezuckerguss

Dieses Rührteiggebäck ist unkompliziert herzustellen. Für den Puderzuckerguss: Statt Wasser oder Rum gibt ein Rotbuschtee mit feinem Vanillearoma den extra Pfiff!

Zusätzlich noch etwas Rum gibt dem Rührteig noch eine herzhafte Note. Für Kinder ist das Gebäck dann allerdings nicht geeignet.

Zutaten:	*Für den Guss:*
125 g Butter	*5–6 EL heißer Rotbuschtee*
175 g Zucker	*mit Vanillearoma*
3 Eier	*250 g Puderzucker*
1 Prise Jodsalz	
abgeriebene Schale	
einer unbehandelten Zitrone	
500 g Mehl	
$^3/_4$ *Päckchen Backpulver*	
$^1/_4$ *l Milch*	
150 g gehackte Datteln	

- Einen Rührteig herstellen: Butter mit dem Zucker schaumig rühren. Nach und nach die Eier hinzufügen. Wichtig: Jedes Ei muss nach und nach verrührt sein, bevor das nächste zugesetzt wird. So lange rühren, bis eine schaumige Masse entstanden ist.
- 1 Prise Jodsalz und abgeriebene Zitronenschale dazugeben. Mehl mit dem Backpulver mischen. Mehl-Backpulver-Gemisch abwechselnd mit der Milch nach und nach unterrühren. Zum Schluss die gehackten Datteln unterrühren.
- Kleine Teighäufchen auf ein gefettetes Blech setzen. Auf mittlerer Einschubleiste etwa 15–20 Minuten bei 200 °C goldbraun backen. Noch 5 Minuten auf Stufe 0 in der Nachhitze weiterbacken.

Man kann die Törtchen auch in einer Muffinform backen.

- Die Datteltörtchen mit einem großen Messer vom Blech lösen und auf ein Gitter zum Auskühlen setzen.
- Zuckerguss mit Rotbusch-Vanille-Tee: Puderzucker mit etwa 5 EL heißem Rotbuschtee zu einem dicken Guss verrühren und die Unterseite der Törtchen damit bestreichen.

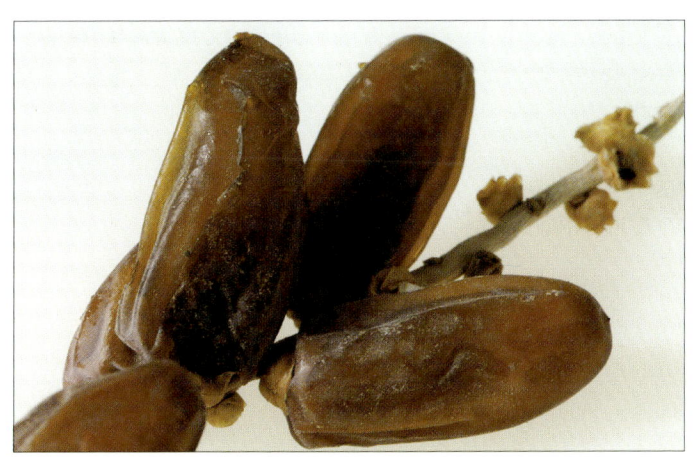

Heiße Getränke

Rotbuschtee mit Vanille

Ein blumiger Tee, der allein schon durch den Duft seiner Gewürze für gute Stimmung sorgt.

Zutaten:

Die Vanille ist ein tropisches Liliengewächs. Zum Würzen werden die Schoten verwendet.

1 Vanilleschote
3 EL Rotbuschtee
2 Gewürznelken
1 l Wasser

- Das Vanillemark aus der Schote kratzen und zusammen mit den Nelken in einem Mörser fein mahlen. Mit dem Rotbuschkraut gut vermischen.
- Das Wasser kurz aufkochen lassen und über die Tee-Gewürz-Mischung gießen.
- Alles 3 Minuten ziehen lassen, danach durch ein Sieb geben.

Wenn möglich, können Sie die Schote auch im Tee kurz mitkochen. Sie enthält noch mehr Aroma als das Mark.

▶ *Ein wohltuender Tee für kalte Tage.*

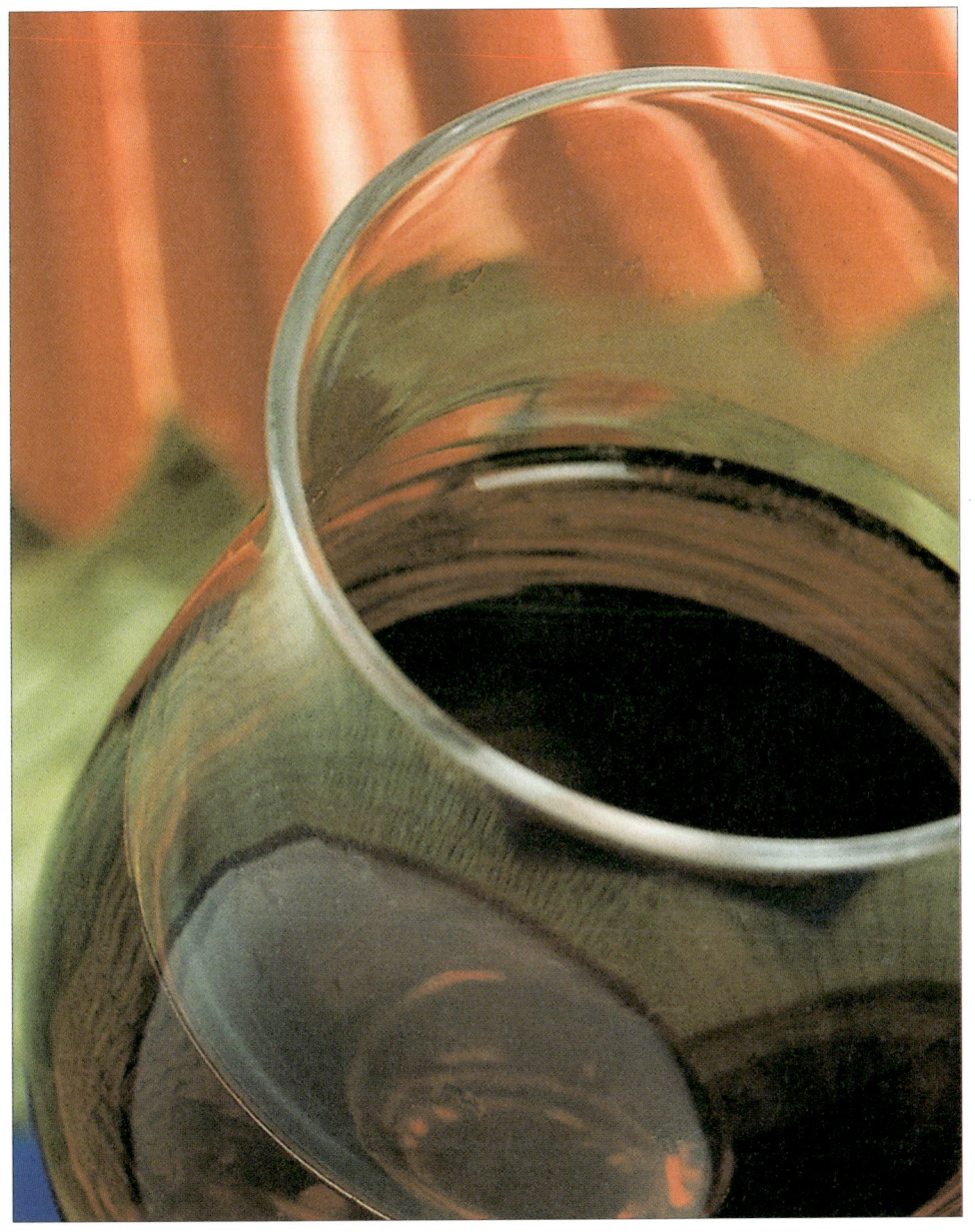

Wintertraum mit Honig

Durch einen wertvollen Honig wird dieser winterliche Tee erst so richtig gut!

Zutaten:

Honig kommt in der Naturheilkunde eine große gesundheitsfördernde Bedeutung zu.

1 EL Rotbuschtee
$^1/_2$ l Wasser
2 unbehandelte Orangen
2 EL Honig (am besten Akazienhonig)
1 Gewürznelke
1 Vanillestange
Rotwein nach Geschmack

Einen starken Rotbuschtee herstellen:

● Das Wasser zum Kochen bringen und damit das Kraut übergießen, 8 Minuten ziehen lassen. Danach durch ein Teesieb in einen Topf abgießen.

● Die Orangen waschen und mit einem Sparschäler dünn abschälen und zusammen mit dem Honig und den Gewürzen in den Tee geben.

● Alles zusammen im Topf erhitzen, bis sich der Honig vollständig aufgelöst hat. Auf keinen Fall kochen lassen, sonst gehen die gesunden Inhaltsstoffe im Honig verloren!

● Variante – wird dann wie ein Glühpunsch: Rotwein dazugießen und erhitzen, aber ebenfalls nicht kochen lassen.

● Den Wintertraum-Tee durch ein Sieb geben.

● Nach Belieben nachsüßen.

November-Tee:
Rotbuschtee mit Kardamom

Kardamom ist eigentlich ein richtiges Weihnachtsgewürz. Aber die kleinen, wohlriechenden Samenkörner haben einen würzigen, wohltuenden Duft. Genau das Richtige für eine gemütliche Teestunde an einem nasskalten, grauen Novembertag.

Araber und Schweden haben trotz der kulturellen Unterschiede eine Gemeinsamkeit: ihre Vorliebe für Kardamom. Außerhalb der Weihnachtszeit werden Sie Schwierigkeiten haben, dieses besondere Gewürz zu bekommen. Fragen Sie deshalb am besten Ihren Apotheker.

Zutaten für 4 Personen:
$^3/_4$ *l Wasser*
$^1/_4$ *l Milch*
3 TL Rotbuschteekraut
2 Kardamomkapseln
Akazienhonig nach Geschmack

- Wasser und Milch in einem Stieltopf langsam zum Kochen bringen – die Milch sollte nicht anbrennen. Rotbuschteekraut und zerstoßene Kardamomkapseln hineingeben.
- 1–2 Minuten ziehen lassen und durch ein Sieb geben, in Teegläsern heiß servieren.
- Nach Geschmack mit Honig süßen.

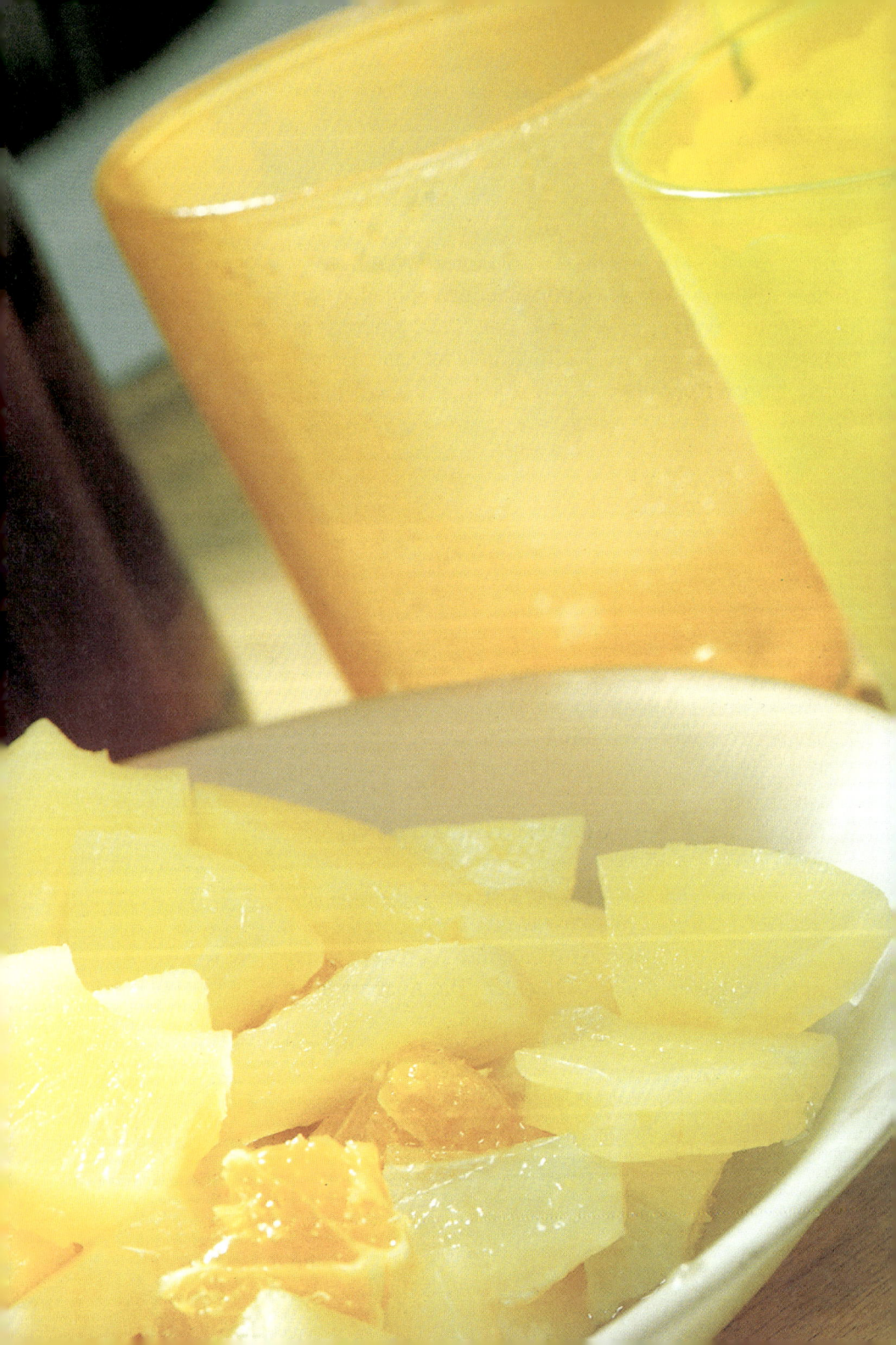

Getränke mit Alkohol

Ananasbowle „Südafrika"

Die klassische Ananasbowle schmeckt mit aromatischem Rotbuschtee nicht nur sanfter, sondern erhält eine rassig elegante Note.

Zutaten für eine große Bowle
(Sie können aber das Rezept auch halbieren):
1 l Wasser
2 EL Rotbuschkraut
150 g Zucker
1 l Ananassaft
1 Flasche trockener Sekt, eisgekühlt
1 kleine frische reife Ananas

- Zunächst einen starken Rotbuschtee herstellen: Kochendes Wasser über das Rotbuschkraut gießen und ca. 3 Minuten ziehen lassen, dann durch ein Teesieb geben.
- Den Zucker im noch heißen Rotbuschtee auflösen. Im Wasserbad abkühlen lassen.
- In eine große Karaffe oder ein Bowlenglas füllen.
- Jetzt den Ananassaft hinzufügen und kühl stellen.
- Die Ananas schälen, den Strunk aus der Mitte entfernen und kleine Stücke schneiden. Die Ananasstücke zu der Bowle geben, umrühren und servieren!
- Kurz vor dem Servieren mit kaltem Sekt auffüllen.

Die Ananas wird auch als die „Königin der Früchte" bezeichnet. Sie ist eine Sammelfrucht und wächst an einer 80 bis 100 cm hohen Staude. Sie ist reif, wenn sich die inneren Blätter des Schopfs leicht herausziehen lassen, wenn die Schale keine grünen Stellen mehr hat und auf Druck leicht nachgibt.

◀ Reife Früchte duften intensiv, ihre Fruchtschale gibt auf Fingerdruck nach.

Erdbeerpunsch (Tropischer Erdbeerflip)

Fruchtig, lecker und prickelnd – ein Partyhit!

Zutaten:

Erdbeeren sind bei uns die beliebtesten Sommerfrüchte und sind urgesund. Früher wurden sie sogar als Heilmittel bei Rheuma und Gicht genommen.

$^1/_2$ l Wasser
1 EL Rotbuschkraut
$^1/_4$ l Maracujasaft
$^1/_4$ l Orangensaft
500 g frische Erdbeeren
1 Flasche roter Sekt
$^1/_4$ l Mineralwasser
Eiswürfel nach Geschmack

- Zunächst einen starken Rotbuschtee aufgießen und nach 3–4 Minuten durch ein Sieb geben. Den Tee abkühlen lassen.
- Maracujasaft und Orangensaft in einer Karaffe oder in einem Bowlentopf mischen. Rotbuschtee hinzufügen.
- Die Erdbeeren nur kurz und sehr vorsichtig waschen. Putzen und halbieren oder nach Geschmack vierteln. Früchte zum Tee-Fruchtsaft-Punsch geben und kalt stellen.
- Kurz vor dem Servieren dann den eiskalten roten Sekt und das Mineralwasser hinzufügen und eiskalt genießen!
- Wer es ganz cool liebt, nimmt noch einige Eiswürfel dazu. Einfach süffig!

Erdbeeren sind sehr kalorienarm, also figurfreundlich, und stecken voller Vitamin C. Sie sind aber richtige Sensibelchen in der Küche! Sie sollten auf keinen Fall lange gewaschen werden, sonst geht ihr duftiges Aroma verloren. Erdbeeren sollten möglichst bald nach dem Einkauf oder Pflücken verbraucht werden oder wie hier beschrieben in einem sommerlichen Punsch in netter Runde genossen werden.

▼ *Dieser Erdbeer-punsch schmeckt am besten, wenn die kleinen roten Beeren Saison haben.*

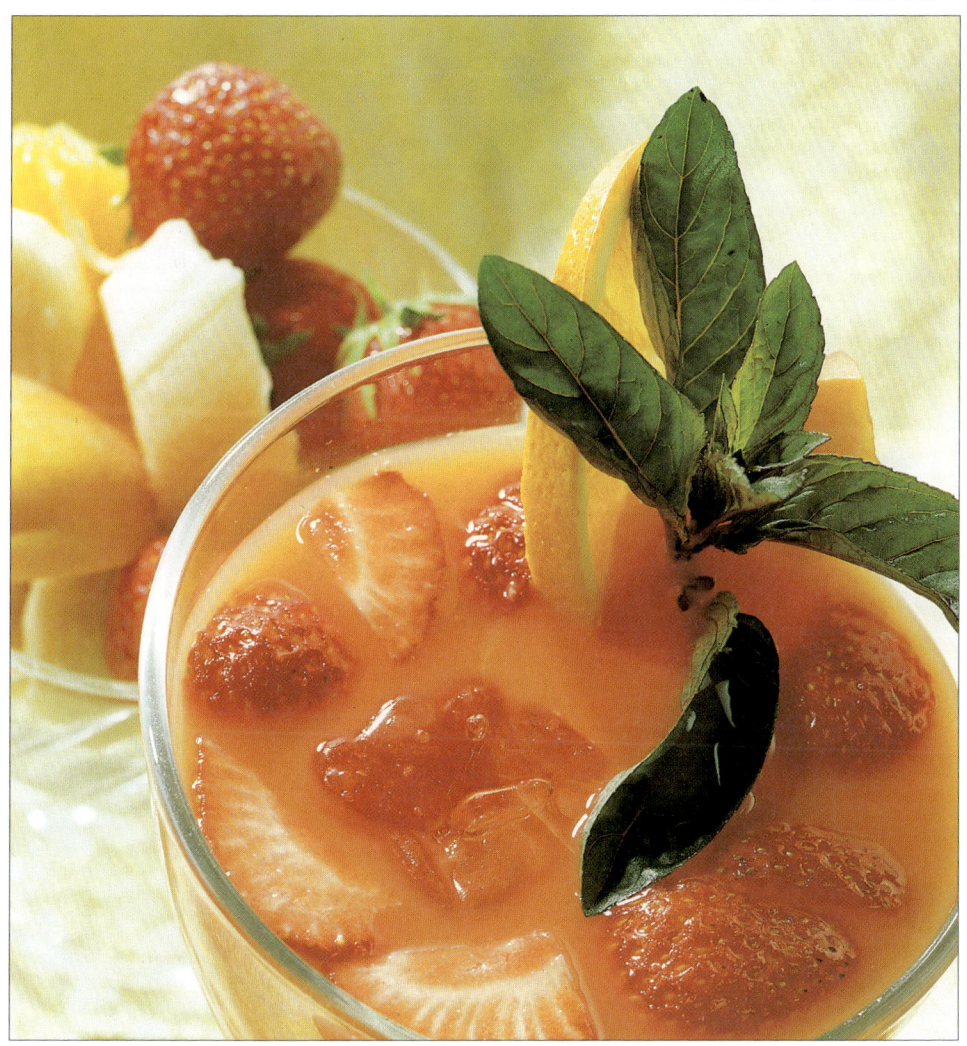

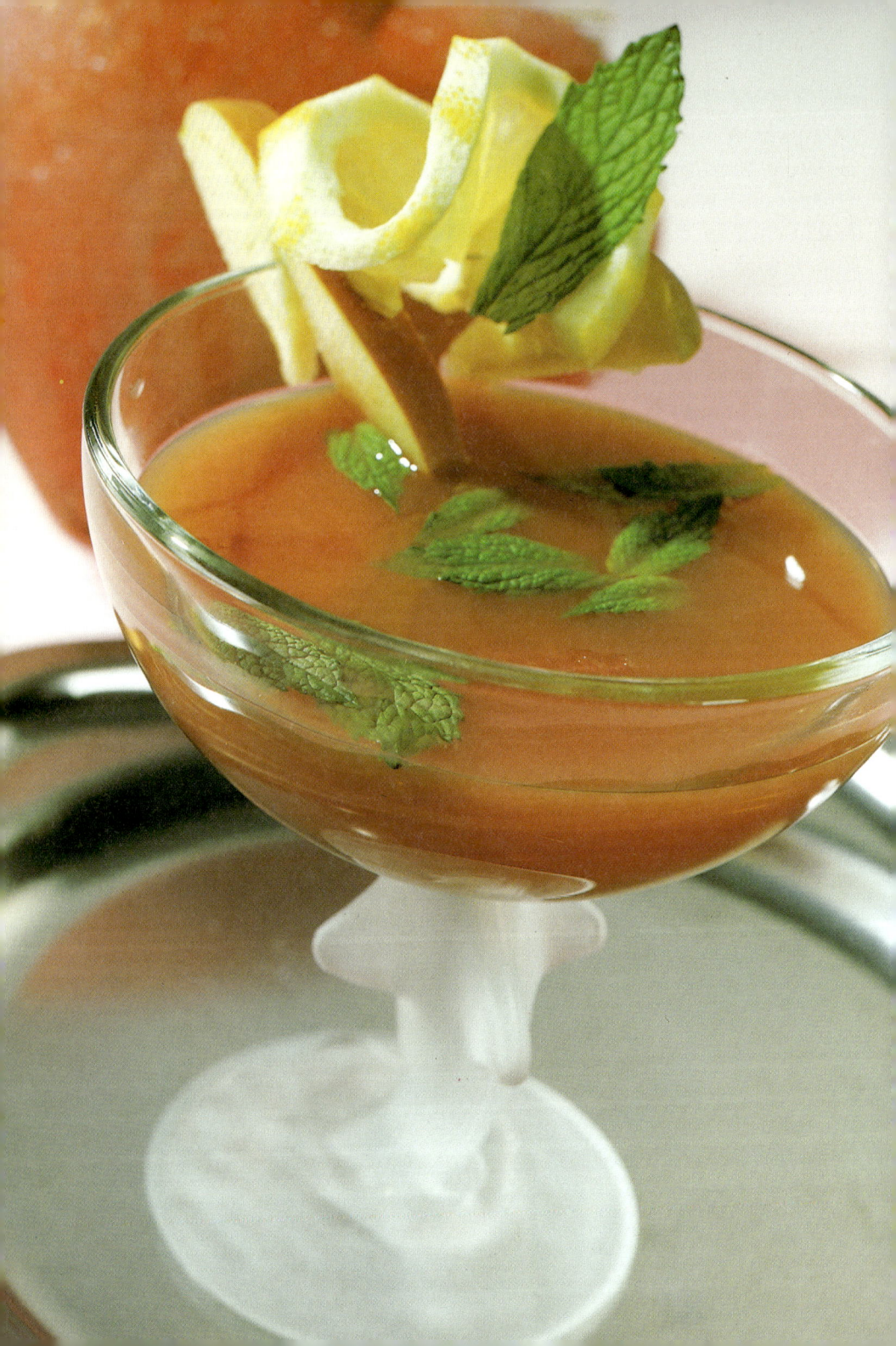

Sherrypunsch mit frischer Minze

Ein besonderer Aperitif, der als leichtes Getränk vor einem festlichen Essen gereicht werden sollte.

Zutaten:
$^1/_2$ l Wasser
1 EL Rotbuschkraut
$^1/_2$ l Orangensaft
$^1/_4$ l Creamsherry
1 unbehandelte Orange
$^1/_8$ l Gingerale oder Tonicwater
Mineralwasser
8 Minzblätter

Sherry ist ein Likörwein aus Andalusien, aus der Gegend von Jerez. Dieser südliche Landesteil Spaniens hat ein besonderes Klima und die richtigen Kalkböden für den beliebten Sherry.

- Teeherstellung: Wasser zum Kochen bringen, Rotbuschkraut übergießen und 3 Minuten ziehen lassen, durch ein Teesieb geben. Abkühlen lassen.
- Den kalten Rotbuschtee in eine große Karaffe schütten, Sherry und Orangensaft dazugeben und kalt stellen.
- Orange waschen, mit Schale in dünne Scheiben schneiden und in die Teemischung geben.
- Vor dem Servieren mit gekühltem Gingerale und Mineralwasser – nach Geschmack – auffüllen. In Gläser füllen und mit den Minzblättern servieren.

◀ *Süßer Sherry und frische Minze: eine unnachahmliche Mischung.*

Getränke ohne Alkohol

Hitzebrecher-Shake

Ein erfischendes und belebendes Fitnessgetränk, wenn der große Durst kommt.

Viele Menschen trinken bei Hitze und Anstrengung zu wenig. Ein gesunder Durstlöscher ist auch ungesüßter Rotbuschtee.

Zutaten:
$^1/_2$ l Wasser
1 EL Rotbuschtee (nicht aromatisiert)
$^1/_2$ l Orangensaft
1 unbehandelte Zitrone
$^1/_2$ l Tonicwater
$^1/_4$ l Mineralwasser
gestoßenes Eis
frische Zitronenmelisse
Zitronenscheiben

- Wasser kurz aufkochen und über den Rotbuschtee geben. Alles 3 Minuten ziehen lassen und durch ein Teesieb geben.
- Den Rotbuschtee mit dem Orangensaft mischen und abkühlen lassen.
- Unbehandelte Zitrone waschen und mit der Schale in dünne, halbierte Scheiben schneiden. Die Minzblätter ebenfalls gründlich waschen.
- Zum dem abgekühlten Tee-Saft-Shake das ebenfalls gekühlte Tonicwater und Mineralwasser hinzufügen. Alles gut mischen.
- Das Getränk in bereits mit gestoßenem Eis gefüllte Longdrinkgläser gießen und mit Zitronenmelisse und einer Zitronenscheibe garnieren.

Longdrink „Havanna"

Ein gesundes, farbenfrohes Mixgetränk – am besten mit zerstoßenem Eis genossen.

Zutaten:

$^1/_2$ l Wasser

1 EL Rotbuschkraut (nicht aromatisiert!)

$^1/_2$ l Ananassaft

$^1/_2$ l Bananasaft

$^1/_4$ l Orangensaft

1 Banane

Zitronen- oder Limettensaft

$^1/_2$ Tasse frische Ananasstückchen

zerstoßenes Eis

Wenn Sie kein Gerät zum Eiszerkleinern haben, wickeln Sie die Eiswürfel in ein sauberes Tuch und zerstoßen sie mit einem Hammer.

- Einen kräftigen Tee herstellen: Wasser kurz aufkochen und den Rotbuschtee überbrühen. Den Tee 3 Minuten ziehen lassen und durch ein Teesieb schütten.
- Erkalten lassen.
- Rotbuschtee, Ananassaft, Bananensaft und Orangensaft in eine Karaffe füllen. Gut verrühren und kalt stellen. Mischen! Dann das Teegemisch abkühlen lassen.
- Banane schälen und klein schneiden. Mit Zitronensaft beträufeln, um ein Braunwerden zu verhindern. In den Tee-Fruchtsaft-Mix geben.
- Frische Ananasstückchen klein schneiden und ebenfalls hinzufügen. Alles gut durchrühren.
- Abschmecken – evtl. noch mit Zitronen- oder Limettensaft.
- Das zerstoßene Eis in Longdrinkgläser geben und mit dem Tee-Saft-Mix samt Früchten auffüllen.
- Sofort servieren.

Tahiti-Shake

Dieser exotische Shake verbreitet einen Hauch von Südsee, Urlaub und Exklusivität. Mit diesem Rezept können Sie sich diese Stimmung auch zu Hause zaubern.

Zutaten:

Kiwis kann man bei uns das ganze Jahr über kaufen.

$^1/_2$ l Wasser
1 EL Rotbuschtee (nicht aromatisiert!)
$^1/_2$ l Mangosaft
$^1/_2$ l Pfirsichsaft
2 Kiwis
2 frische Pfirsiche
nach Geschmack etwas Limettensaft
zerstoßenes Eis (Zubereitung s. Seite 117, Rezept Longdrink „Havanna")

● Wasser zum Kochen bringen und den Rotbuschtee überbrühen. 3 Minuten ziehen lassen und dann durch ein Teesieb abgießen. Den Tee abkühlen lassen.
● Den kalten Rotbuschtee zusammen mit dem Mango- und dem Pfirsichsaft in einem großen Gefäß vermischen.
● Kiwis schälen und in kleine Stückchen schneiden. Pfirsiche waschen, schälen und ebenfalls klein schneiden.
● Die Früchte zu der Saft-Tee-Mischung geben und das Ganze in schönen Gläsern mit zerstoßenem Eis gekühlt servieren.

▶ *Kühle Exotik: der Tahiti-Shake*

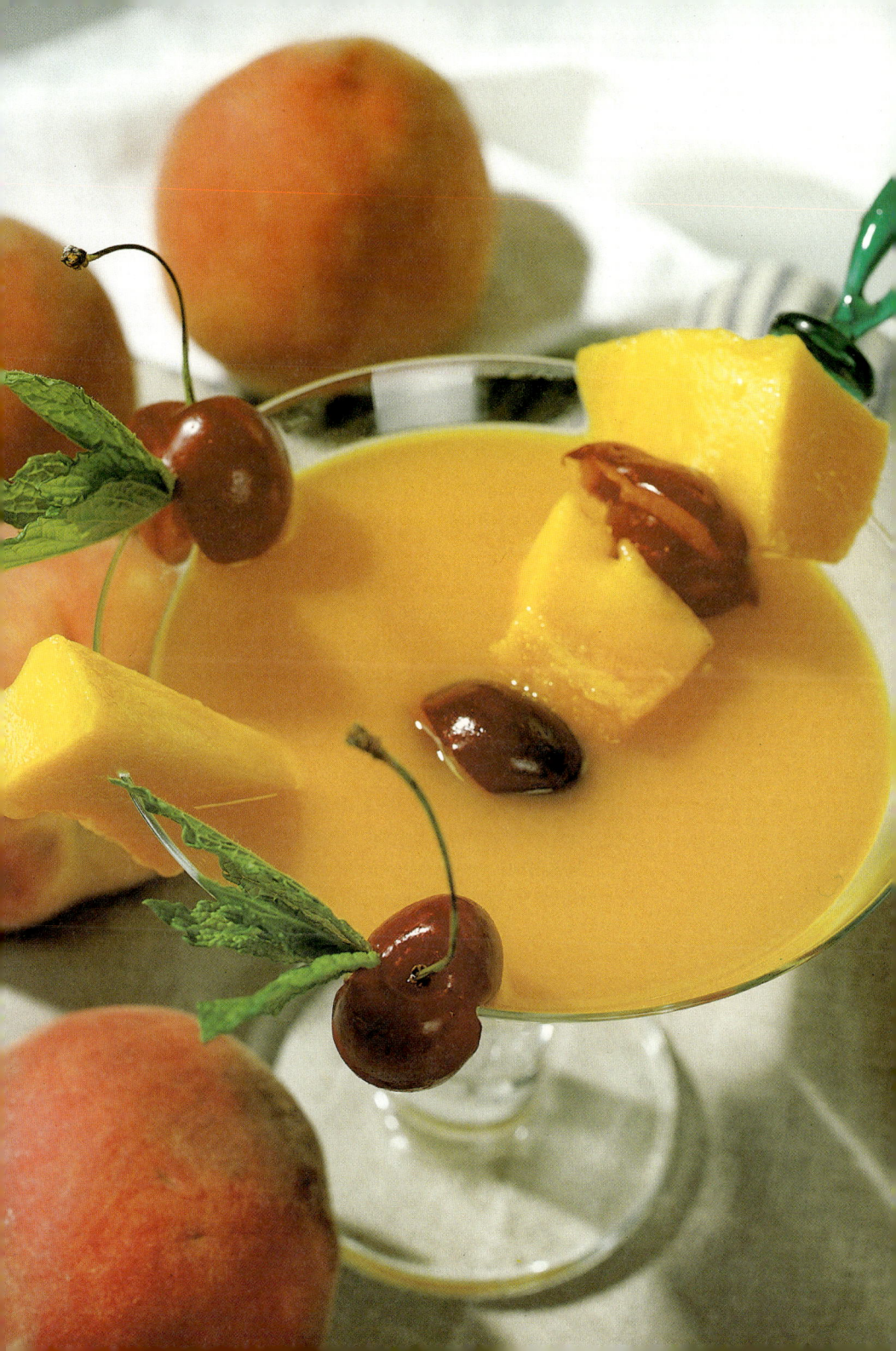

Desserts

Clementinen in Rotbusch-Sirup

Wie wär's mit eingelegten Clementinen zum Tee?
Diese selbst gemachte Köstlichkeit ist ganz simpel und
trotzdem voll im Genießertrend:

Zutaten für 4 Personen:

500 g kernlose Clementinen mit unbehandelter Schale
etwa 200 g Zucker
2–3 EL Zitronensaft
2 Stangen Zimt

Sie können diese Leckerei auch mit Aprikosen probieren.

- Die Clementinen zweimal mit kochendem Wasser übergießen. Anschließend an der Unterseite einkerben und in einen Topf geben. Mit kochendem Wasser auffüllen. Die Clementinen ganz langsam weich dünsten.
- In der Zwischenzeit den Rotbuschtee mit dem Zucker, dem Zitronensaft und dem Zimt erhitzen. Die gegarten Früchte dazugeben und alles zusammen etwa 30 Minuten vorsichtig köcheln lassen. Danach in luftdicht verschließbare Gläser abfüllen.

▶ *Geöffnete Gläser sollte man im Kühlschrank aufbewahren.*

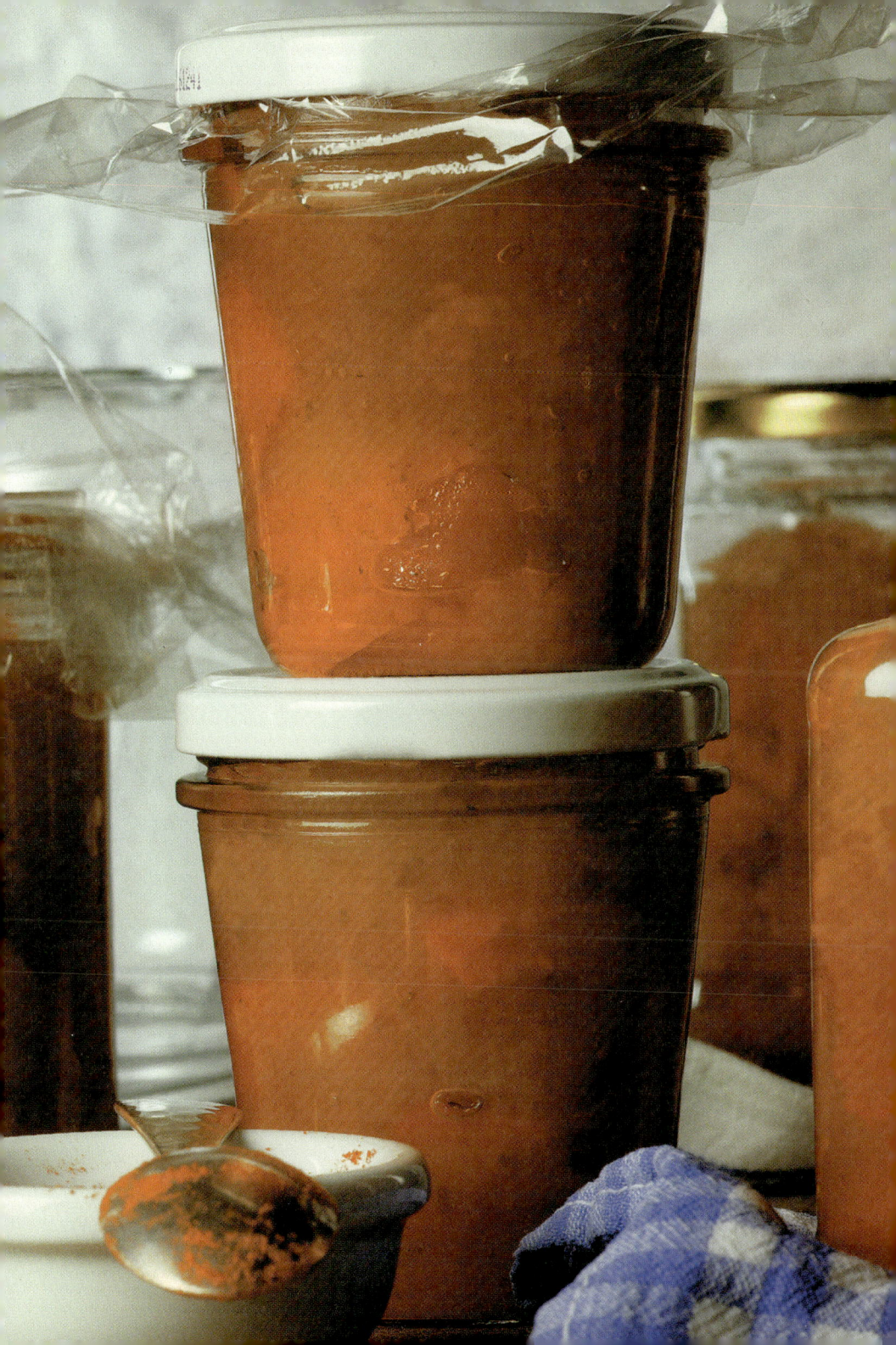

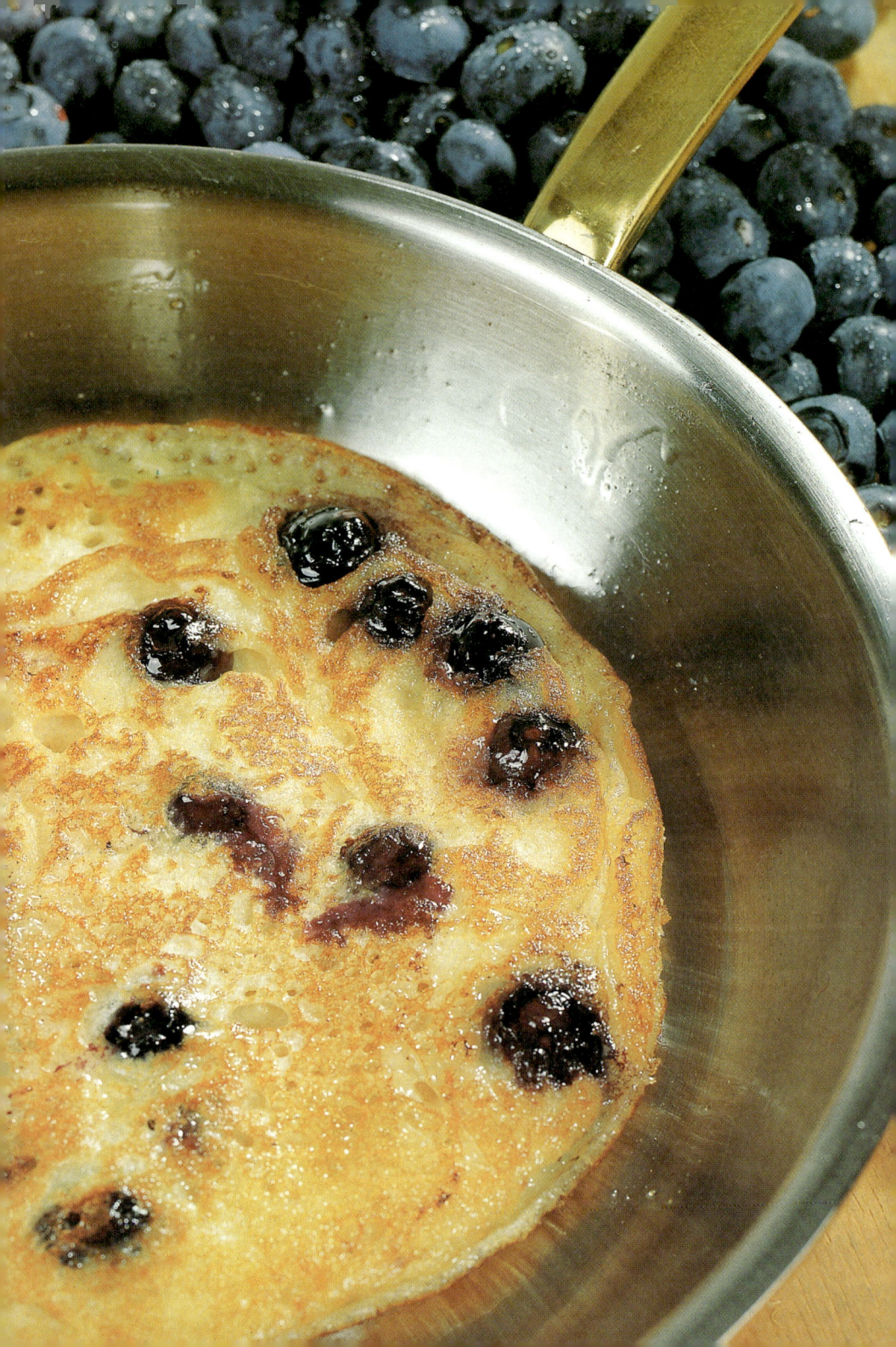

Heidelbeer-Eierkuchen

Mit Zimt und Zucker ein Gedicht!

Zutaten für 4 Personen:
$1/_8$ l kalter Rotbuschtee mit
Orange-Zimt-Aroma oder Lemongras
2 Eier
1 Prise Jodsalz
100 g Mehl
1 Msp. Backpulver
$1/_8$ l Milch
100 g Heidelbeeren
1–2 EL Zucker
neutrales Öl für die Pfanne zum Ausbacken
(am besten Sonnenblumenöl)

Sie können auch die Milch gegen Rotbuschtee austauschen. Die Eierkuchen werden dann lockerer.

- Einen Eierkuchenteig herstellen: Rotbuschtee, Eier und Jodsalz verrühren und nach und nach das Mehl (mit dem Backpulver) dazugeben. Zum Schluss die Milch unterrühren und eine Weile abgedeckt stehen lassen.
- In der Zwischenzeit Heidelbeeren waschen, etwas einzuckern und ebenfalls zudecken.
- Dünne Eierkuchen backen: Wenn das Öl in der Pfanne heiß geworden ist, einige abgetropfte Heidelbeeren hineingeben, Teig darüber füllen und dünne Eierkuchen backen. (Das Umdrehen geht am besten mit einem großen, glatten Teller in der Größe der Pfanne.)
- Mit Zimt und Zucker bestreuen und sofort verspeisen.

◄ *Statt Heidelbeeren können Sie auch Äpfel nehmen.*

Rotbusch-Sahne-Creme

Diese kaltgerührte Creme ist ein feines Dessert – frische Eier sind aber ein Muss!

Zutaten für 4 Personen:

Als Garnitur sehen Schokoladenraspeln besonders dekorativ dazu aus.

150 ml kalter, sehr kräftiger Rotbuschtee
4 frische Eigelb
4 EL kalter Rotbuschtee
4 EL feiner Zucker
4 Blatt weiße Gelatine
100 ml Weißwein
4 Eiklar
$^1/_4$ l Sahne

● Aus 200 ml Wasser und 1 EL Rotbuschkraut einen kräftigen Tee bereiten und 8–10 Minuten ziehen lassen! Kalt stellen.
● Eigelb mit 4 EL kaltem Rotbuschtee und Zucker sehr schaumig rühren.
● In der Zwischenzeit die Blattgelatine in kaltem Wasser in einer Tasse einweichen; gut ausdrücken und im Wasserbad auflösen (nicht kochen!).
● Rotbuschtee und Weißwein in die schaumige Eigelb-Zucker-Masse fügen und verrühren.
● Die gelöste Gelatine unter ständigem Rühren in die schaumige Crememasse geben. Sofort kalt stellen!
● Eischnee schlagen! Wenn die Creme anfängt zu gelieren (Gabeltest), vorsichtig unter die Masse ziehen.
● Die Sahne steif schlagen und ebenfalls vorsichtig unter die Creme heben.
● Die fertige Rotbusch-Sahne-Creme in Portionsschälchen oder eine Glasschüssel füllen.

124

Spritzkuchen mit Marmelade

Selbst gemacht und frisch am besten!

Zutaten für einen Brandteig:
1 unbehandelte Orange
$1/_4$ l Wasser
1 TL Rotbuschtee
80 g Butter
1 Msp. Salz
200 g Mehl, 1 TL Backpulver
5 Eier
1–2 kg Frittier- oder Pflanzenfett zum Ausbacken für die Fritteuse
Küchenkrepppapier
100 g Aprikosenmarmelade
Puderzucker

Brandteig ist ein eierreicher, ungesüßter und etwas zäher Teig! Charakteristisch ist das „Abbrennen" der Zutaten (Fett, Mehl und Wasser) zu einem Kloß im Kochtopf. Anstelle von Wasser verfeinert in diesem Rezept Rotbuschtee den Spritzkuchen mit einem besonderen Geschmack.

- Die Orange heiß abwaschen und die Schale abreiben.
- Wasser zum Kochen bringen, die Rotbuschkrautblätter übergießen, 2 Minuten ziehen lassen und durch ein Sieb geben.
- Den Rotbuschtee, Orangenschale, Butter und Salz in einem Topf zum Kochen bringen.
- Mehl und Backpulver mischen und unterrühren, bis sich die Masse vom Topfrand löst und einen Kloß bildet. Den Kloß in eine Schüssel geben und die Eier nach und nach dazumischen. Dann kleine Bällchen aus der Masse formen.
- Das Pflanzenfett in einem hohen, schweren Topf oder in der Fritteuse erhitzen.
- Die Bällchen – am besten je 4 auf einmal – im Fett 8 Minuten lang goldbraun ausbacken. Nach der Hälfte der Backzeit einmal wenden. Die Krapfen mit einer

Schaumkelle herausnehmen und auf Küchenpapier gründlich abtropfen lassen.
- Aprikosenmarmelade in einen Spritzbeutel mit kleiner Loch- oder Stechtülle füllen. Die noch heißen Krapfen damit anstechen und jeweils etwas Marmelade hineinspritzen. Die Krapfen mit gesiebtem Puderzucker bestreut servieren.

Heidelbeer-Quark-Dessert

Hier ist Naschen erlaubt!

Zutaten für 4 Personen:

Wenn Sie Fett sparen wollen, um ein paar Pfunde zu verlieren: Verrühren Sie den Magerquark statt mit der Sahne mit einem Schuss Mineralwasser. Die Nachspeise wird trotzdem locker und sahnig.

1 Tasse kalter Rotbuschtee (150 ml)
300 g abgetropfte Heidelbeeren aus dem Glas
500 g Magerquark
100 ml Sahne
30–40 g Zucker

- Rotbuschtee herstellen: Wasser kochen, Rotbuschkraut übergießen und 3 Minuten ziehen lassen, durch ein Sieb geben und den Tee abkühlen lassen.
- Die Heidelbeeren aus dem Glas durch ein Sieb geben und gut abtropfen lassen.
- Magerquark mit der Sahne, dem kalten Rotbuschtee und dem Zucker in eine Schüssel geben und zu einer schaumigen Masse rühren.
- Die Quarkmasse in 4 Dessertschälchen (oder große Gläser) füllen und in die Mitte die Heidelbeeren geben.

Adressen

Oasis Teehandel GmbH
Weillindestraße 20–22
72196 Empfingen
Tel.: 0 74 85/9 99 00
Fax: 0 74 85/99 90 49

Heuschrecke
Krefelder Straße 18
50670 Köln
Tel.: 02 21/72 80 85
Fax: 02 21/7 39 37 83

Schwedt & Gesing
Intertee Handelsgesellschaft mbH
Postfach 34 45
22827 Norderstedt
Tel.: 0 40/5 34 24 20
Fax: 0 40/53 52 42 40

Brigitte Versand
Johannesstraße 118
73614 Schorndorf
Tel.: 0 71 81/7 32 92
Fax: 0 71 81/7 59 33

Die Tees sind auch in Reformhäusern und in Naturkostläden erhältlich.

Register